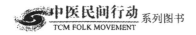
中医民间行动 系列图书
TCM FOLK MOVEMENT

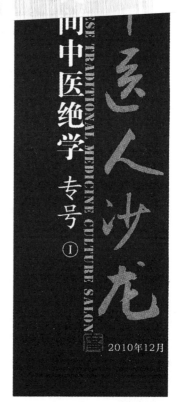

医人沙龙

间中医绝学 专号 ①

ESE TRADITIONAL MEDICINE CULTURE SALON

2010年12月

以泻为补，通养全身
现代"喜来乐"董有本 和祖传药丸的秘密

肚脐——生命的原点
腹针创始人薄智云 发现腹部先天经络

子宫好，女人才好
寻访山西平遥道虎壁王氏女科传人

癌症生长靠阴阳
民间隐医董草原 找到治癌新出路

中国医药科技出版社

内容提要

本书根据知名中医文化传播人田原女士寻访民间中医人的现场访谈创作而成，通过挖掘、展现四位民间中医师在中医思想、理论和方法上的独特建树，展示当下中医民间文化生态，及民间中医在传统中医辨证、诊断、方剂和经络理论的基础上进行的大胆创新和发展，从而为深入认识中医理论资源、人的身心健康和生命过程，以及癌症治疗等重大问题提供了诸多新的资讯与实践方法，为解决国人的身心问题提供一个客观、多元化的视角，以及现实、鲜活、有生命力的样本，实现了对中医的再发现和再认识，有助于提高大众对中医的认知水平，提升国人的生活品质。

图书在版编目（CIP）数据

中医人沙龙：民间中医绝学专号 / 田原主编 . -- 北京 ：中国医药科技出版社，2010.11（2024.9重印）

ISBN 978-7-5067-4801-8

Ⅰ . ①中… Ⅱ . ①田… Ⅲ . ①中医学临床－经验－中国 Ⅳ . ① R249

中国版本图书馆 CIP 数据核字（2010）第 199465 号

责任编辑：许东雷
版式设计：尹小隐

出版　中国医药科技出版社
地址　北京市海淀区文慧园北路甲 22 号
邮编　100082
电话　发行：010-62227427　邮购：010-62236938
网址　www.cmstp.com
规格　710×1020mm $\frac{1}{16}$
印张　14 $\frac{1}{4}$
字数　250 千字
版次　2010 年 11 月第 1 版
印次　2024 年 9 月 第 4 次印刷
印刷　大厂回族自治县彩虹印刷有限公司
经销　全国各地新华书店
书号　ISBN 978-7-5067-4801-8
定价　30.00 元
本社图书如存在印装质量问题请与本社联系调换

中医民间行动　　致读者

　　当您翻开这本《中医人沙龙》"民间中医绝学专号"时，会感受到扑面而来的乡土气息，就像我们在乡间采访时所感受的那样真切、鲜活、动人、历久弥新。

　　五年间，我们走访了百余位中医人，他们或居庙堂，或处乡野，但对中医之现状与未来都有着如一的忧怀；然而，离开那些臧否，当"气血、阴阳、五行"等词语从他们的生命经验里汩汩而出、泽润苍生之时，一份"思乡"的意绪，驱使我们走向田野，——这生养出中医的必然田野。

　　它的名字，叫"民间"，它的全部内容，叫"日常生活"。

　　民间是土壤。不管风吹雨打，中医在这里兀自草长莺飞，蓬勃之势叫人惊喜，却一直少有关注与记述。这里的中医人没有离开土地和生活，在一方水土中把握着民生疾苦，并承传乡俗智识，在治病活人的同时也切诊着时代山河的脉搏，对于当下时的大众健康与生命现象，他们的见解往往一针见血，直捣本质；不谦虚地说，更是各有"一招制胜"的绝活儿……所有这些，一再促发我们的思考和探寻。

　　然而，他们又都感受着一种身份模糊的窘迫，一种被公众话语忽视的窘迫，因为他们的思想鲜活而又生猛，尚未被某种规范和框架所承认和约束，也因之得不到更广泛的认可，往往自生自灭。所谓"绝学"，固然是指"独家绝活儿"，但更蕴涵着一个严肃的现实：风华绝代，亟需关怀。

　　源于此，我们启动了"中医民间行动"系列图书出版计划。该行动有两重含义：一是让更多的人关注民间中医在文化生态意义上的存在状况，加入到发现、探索中医民间智慧的行列中来；二是透过民间的"第三只眼"，来对体制内的中医学术和现象进行再发现和再认识。通过这两方面的工作，为我们的身心和生活建立新的、更具生态价值的坐标参照系。

　　到实地去，到民间去，到各中医人的行为态度中去。因之，我们心怀感动，将我们的初步行动成果编写成此书。——本期推出的四位民间隐医怀揣绝学、各有其带有泥土气息的独家原创体系，堪成一家之言。期待您的宝贵意见，对于有见地的观点，我们将在下一期书刊公开讨论。毕竟，中医文化生态是一个庞杂的体系，其间必然有良莠不齐的现象，需要更多人来甄别、整理和打捞。如果您及亲友知道身怀绝技的民间隐医的线索，或拥有中医孤本、珍本、相关书稿，请与我们联系。

我们的联系方式如下：

中国医药科技出版社中医药文化编辑中心／通讯地址：北京市海淀区文慧园北路甲 22 号 602 室 （邮编：100082）／电话传真：010 62261376

祝开卷有益！

《中医人沙龙》编辑部

出品人
吴少祯

策划人
赵中月

主　编
田　原

编　委
吴　佳　尹俊国
谢震铨　王　洋

技术统筹
尹小隐

目录

B 专题

以泻为补，通养全身 /51

对话董有本现场 /57

C 专题

肚脐—生命的原点 /117

D 专题

癌症生长靠阴阳 /165

A 专题

子宫好，女人才好

百年女科养女人

—寻访山西平遥道虎壁王氏女科传人

主题说明

女人的肤色、气质可以变得更好吗？现代医学无计可施的一些妇科（古称"女科"）疾病还可以得到治疗吗？被赋予生育使命的女人，能够安全地生出健康的婴儿吗？只要找对方法，答案都是肯定的。前提是，做好女人，要拥有一个好子宫。

……

对话"王氏女科"现场

之一 / 生育，子宫里的生态危机

之二 / 子宫：小宇宙里的生命之地

子宫好，女人才好！

百年女科养女人

——寻访山西平遥道虎壁王氏女科传人

主题说明

女人的肤色、气质可以变得更好吗？现代医学无计可施的一些妇科疾病还可以得到治疗吗？被赋予生育使命的女人，能够安全地生出健康的婴儿吗？只要找对方法，答案都是肯定的。前提是，做好女人，要拥有一个好子宫。

子宫是谁？它就是女人本身。是探知女人全部生命信息乃至女人本质属性的重要入口。只是，这种认知随着现代医学的日渐发达，尤其是手术技术愈发高级、便捷而渐渐迷失。

在普通人的认知中，子宫现在是这样一种存在：它像一颗梨子，倒挂于腹腔之中，它除了性爱和生育，似乎再也没有别的作用。随着现代生活与医学的不断进步，它变得更加可有可无，可以清剔、切割、摘除。

道虎壁祖传妇科

丁亥年初冬
董瑞 书

然而，现实生活里，我们看到越来越多的女人，容颜不再赛桃花，气血不再充盈，心性不再温柔……越来越多的女人将自己的美丽寄托给整容修面，或者交给手术室！还有那么多的女人河东狮吼，乳房病变，子宫倾覆……女人，你怎么了？你还是女人吗？你还有几分美丽？

就在今天，现代医学也不得不承认，子宫从来就不只是一个盛装胎儿的容器，它和女人的美丽、健康、喜怒哀乐，乃至寿命息息相关。

某省妇联近 2 万 20 ～ 55 岁之间的女性，参与"阳光行女性健康调查"。参加调查的女性中，有七成处于亚健康状态，这其中又有一半患有常见妇科疾病，包括妇科炎症 60%，乳腺疾病 33%，子宫肌瘤 15%，卵巢囊肿 1%，其他 12%。

在妇科炎症中：阴道炎、宫颈炎 40%，盆腔炎 31%，其他 29%。

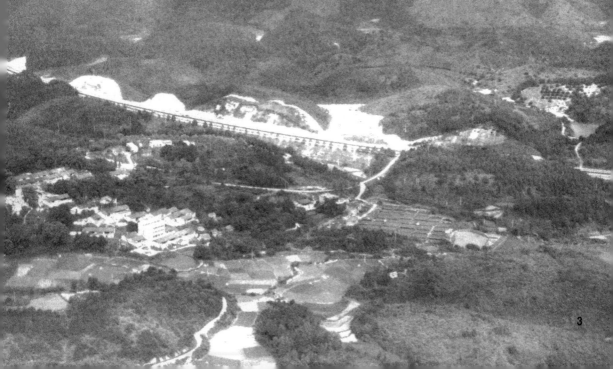

人物档案

王楷明、王楷亮、王华、王阳：四兄弟，王氏中医女科第 28 代传人。擅长孕期及妇女常见杂病的诊治、中药材炮制。

王楷明（1954.12.11--）：总结经验，注重实效。主抓肝，脾，肾三脏相互关系，综合分析，着眼冲任为主，立法制药严谨，善于创新，临床擅长诊治中医女科疑难杂症。

王楷亮（1956.5.19--）：去伪存真，精益求精。注重药材来源，性状。主要区别手段：眼看，手摸，鼻闻，口尝，水试，火试等等。

王 华（1958.10.19--）：遵循古籍，结合实际。兼采众家，师古不泥，辨证详细，用药纯和，注重生命和阳气的关系。临床善治不孕不育，崩漏带下，女科杂症等。

王 阳（1964.12.18--）：思维灵活，中西结合。养血疏肝调气血，滋肾补肾填精血，健脾和胃促生化，注重年龄，分阶段用药，善于中西医结合。临床善治子宫肌瘤，崩漏带下，胎前产后等。

王氏女科最早起源于宋朝，迄今 800 余年，传承至第 29 代。其间，王氏女科传人与清初中医女科名家傅青主相识、相交，时常切磋，从此王氏女科颇得傅氏真传。第 26 代传人王裕普，被誉为"山西四大名医"之一。

解放前，王氏女科在山西省平遥县道虎壁村开办多家诊所行医。

解放后，1952 年 7 月 1 日，王氏女科族人联办平遥县第六区第一女科诊疗所。

1955 年 7 月，成立平遥县第六区道虎壁女科诊疗院。

1957 年，以王氏女科第 26 代传人王裕普为核心，其三子王培尧为院长，成立了平遥县女科医院。

1962 年 8 月，响应国家号召，精简机构，王氏族人分散到多家医疗机构供职。

2007 年 11 月，第 28 代传人王阳在山西省介休市成立道虎壁中医女科专科门诊部。

2008 年 3 月，"王氏女科"被评为山西省晋中市"非物质文化遗产" 市政发 [2008]21 号

2009 年 4 月，"王氏女科"被评为山西省"非物质文化保护遗产" 晋政发 [2009]12 号

2010 年 5 月，"王氏女科"被列入国家级"非物质文化保护遗产"推荐项目名单。（国办发 [2005]18 号）

王氏女科「雷人」观点

1、现代女人的"子宫生态"日益恶化。

2、开展"保护子宫生态运动"势在必行。

3、中国人的年龄为什么要虚一岁？把十月怀胎期加上了；因为中国古人的"生命时间观"是从受精卵开始的。

4、在子宫里是你的"前世"，分娩后才开始"今生"；"前世"不佳，"今生"堪忧。

5、整体看女人，不要用任何一个单独的器官来代言女人，而是将女人整体看作是生命的小宇宙，子宫为土地。

6、表现于子宫上的疾病，是源于小宇宙"气候"的整体失调。尤其要关注阳气不足造成的子宫免疫力低下，强调情绪变化对女性体质产生的影响。

7、现代女性的众多疾病包括不孕不育、子宫疾病、胎儿死亡，都是"被现代化"了的产物。

8、治疗女人病，须从肝、脾、肾入手，调整体。

9、女人想要健康美丽，就要做到三点：消、化、通。健脾胃以滋化源，此为消；补肾经以涵肝木，此为化；疏肝郁以理气血，此为通。

对话 "王氏女科" 现场

时间：2009 年 4 月 3—8 日

地点：山西平遥县、介休市王氏女科三兄弟诊所

参加人员：

主持人田原

策划人、摄影师

王氏中医女科第 28 代传人王楷明、王楷亮、王华、王阳四兄弟，

第 29 代传人代表王浩，就诊病人等

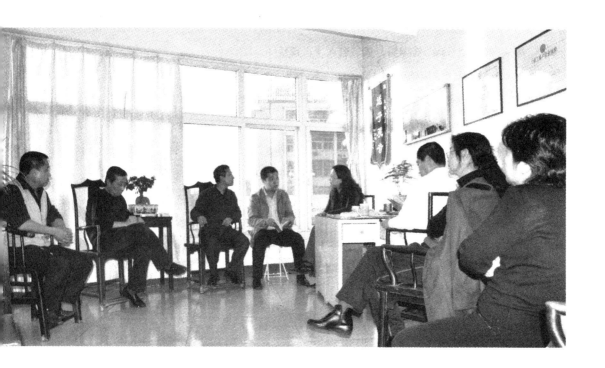

前言 有个好子宫，才能做好女人

　　采访王氏女科，他们由始至终强调这样一句话："有个好子宫，才能做一个好女人"。

　　道虎壁，平遥的一个地名，因为善治妇科出了名。在晋中地区，只要一说去"道虎壁"看病，几乎人人都知道是去看王氏女科，就像一提杏花村，人们自然想到了汾酒一样。

　　道虎壁王氏女科自第一代创立后，已行医800余年，其间自第八代传人起，更兼秉承和继承了傅青主女科的精华，专治妇女胎前产后、崩漏带下、月经不调、久婚不育等病症。

　　将近一周的时间里，我们奔波辗转于山西古城平遥与介休两城之间，因为王氏女科28代传人——兄弟四个分别在这两个城市里出诊，具体说，老大王楷明诊所在介休，擅长医治女性现代病和疑难病，如乳腺病，流产以后的病变等。老四王阳诊所也在介休，善治子宫肌瘤方面的问题。老三王华诊所在平遥，擅长医治女科杂症及胎儿发育方面的疾病，如胎停发育，习惯性流产等。老二王楷亮呢，不诊病，而是专门负责中草药这个关卡。"王氏女科"对药材的选择十分苛刻，他们不相信药材商提供的药材——而是自己派专人到各地挑选、采购所需的中草药，唯有这样，才能得到地道药材，然后按照祖上的秘传方法加工炮制。也只有这样，才能保证治病的疗效。

　　这兄弟四人在山西有一个很好的外号：王三副。基本上三副药解决常见问题。

　　这兄弟四人让我们难忘。大哥沉着冷静，坐在自己的诊室里，稳如泰山，女人的病到了他这里就无处逃遁；老四勤奋，中西医学的明鉴不敢不学，是一个仁爱也博学的中医人；老二带着一身浓浓的草药芳香，不言其他，但只要谈到草药，自有一番得意表情，好似锦囊妙计在身，夺关斩将出奇兵；尤其老三王华，在中医女科的天地里走得太远，对于生命的前期，他思考了太多别人不曾思考的角度。所以生不了孩子的女人们愿意找他看病，因为有保障。更因为他总能安静地听她们哭诉，他说她们都是自己懂懂的姐妹，所以也跟着流泪。

　　还有王浩——老大王楷明之子，这位29岁、从小在父亲身边跟诊、热爱中医、后毕业于中医学院的小伙子，已经是山西省中西医结合医院的出诊医师，同样把持着诊治"青春期女性痛经"以及"功能性子宫出血（下文简称功血）"的独家绝活……

　　采访很辛苦，包括每天吃面食，我们还不太习惯——哥几个却是每顿必吃，无面不下箸，对面食的执著一如对待他们酷爱的中医药，超越了功能需求而具有了精神性……

之一
生育，子宫里的生态危机

关于怀孕，王氏女科有一个很奇特的思路，他们认为人是有前世今生的，胎儿期就是前世的世界，出生后则用另一种生命方式延续今生。在佛语中，也可以称之为涅槃，而现在的大现象是，许多"前世"的胎儿，等不到转世为人的那一天。因胎儿流产、停育、死亡率高发，许多家庭才刚刚得到医生的恭贺有喜，没过几周，就不得不痛苦地接受胎儿死去的事实。

我身边就有这样一个女患者，体型偏瘦，看上去皮肤没有光泽。她在怀孕40天的时候，下体出血，到医院检查，医生说胎儿已经停止发育。这已经是第二次发生了。关于胎儿停育的原因，现在医学认为有很多可能性，例如妇科病、环境污染、用药不当等等，但大多无法准确判断根本病因。

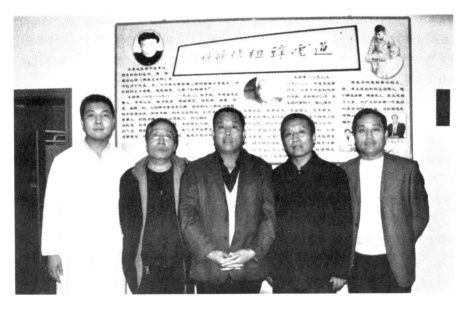

左起：王氏女科第29代传人代表王浩。第28代传人王楷明、王楷亮、王华、王阳四兄弟。

1. 温暖的子宫才有能力"培养"胎儿

田原：从中医的角度来看，导致胎儿停育的原因是什么？或者说，为什么越来越多被赋予了生育职责的女人们，一再面临胎儿流产、停育、死亡的威胁，无法保住自己的孩子？

王氏女科：用傅青主先生的一句话，就可以回答你这个问题。他在《傅青主女科》中说："夫寒冰之地不生草木，重阴之渊不长鱼龙。今胞胎既寒何能受孕？"意思就是说，寒冷，阴森，没有阳光和温暖的地方，哪怕是最顽强的小草都没办法生存，更何况是稚嫩的生命！因此中医里有宫寒不孕的说法。其实，就算胚胎勉强在寒冷的子宫中着陆下来，也会生存得非常艰难。

万物生长靠太阳，没有阳光、没有温暖，生命就不可能存活，而对胎儿来说，他的温暖和阳光，完全来自于母体，来自于子宫。

田原：也就是说，阳气不足的女人，更难以保住胎儿。

王氏女科：对。女性的胞宫除了解剖学上所说的子宫之外，从中医的角度来说，它的周围还有许多看不到的经脉，称为胞脉，它们形成一个小气场，在胎儿成长的时候，能够"托举"住他，给胞宫以温暖和能量，让胎儿可以在里面安全地成长、发育。这个小气场的形成，有赖于肾气的充盈。胞脉直接与肾脏发生联系，像是连接肾脏与胞宫之间的导线一样，能够将肾气源源不断地输送给胞宫，用来养孩儿。因此，肾气是不是充实，直接影响到胞宫

的安全指数。所以中医有个说法，叫"肾主胞宫"。

我们一直将子宫形容成女人这个小宇宙内的田地，大自然中，任何一块土地，都需要地下水，地热的共同作用，才能使它的土壤保有合适的温度和湿润度。这地下水和地热，也可以比喻成人体的肾阴和肾阳，唯有当两者保持一种相对稳定的平衡态，土壤才是健康的，地球的大气候也是正常的。在这样的土地上播种，才有丰盛的收成。相反，如果肾阳不足，肾阴亏损，子宫这块土地上的土壤就又干又冷，什么东西种下去，都很难存活。

田原：但你们更强调阳气的不足，而不是阴阳失衡导致了胎儿的停育和死亡。

王氏女科：因为这些年我们在临床上观察到的病人，主要就以阳气不足导致了胎儿停育和死亡甚至于不孕的女性居多。而且就其他病来说，阳气不足致病，也是目前患病人群的一个大趋势，这与当下时代的生活节奏、生态环境、饮食习惯的改变都有关系。

太阳对地球来说非常重要。地球上的地下水系，如果没有来自于太阳和地球核心的热能，也就不存在液态这种流动的形态了。同样的，人如果没有肾阳的温煦，血液也会凝固、静止，那也就没有生命了。而且，越温暖的地方，物种相对就越丰富。

有科学家做过这样一个测试，通过海水温度的变化，预测海洋生物幼体在海水

中的迁移距离。换言之，当各种海洋生物产仔之后，这些幼儿为了避免近亲的繁殖，会向其它海域进行迁移。在这个过程当中，科学家们发现，这些幼儿在游动的过程当中，如果遇到的一直都是比较寒冷的海水，它们就很少停留，继续游动，而如果遇到了温暖的海水，就会留在这里"安家"，它们安家的海域，往往也是海洋物种的数量和种类较多的海域。也就是说，大部分离开父母的幼儿，都会选择温暖的海水定居下来。并且还有一点是什么呢？游经冷水的幼儿，发育比一直在温水中游动的幼儿要缓慢得多。这些在冷水中的幼儿，会在进入下一个发育阶段之前，想办法游得更远，相当于它们会努力地在"青春期"到来之前，在即将结束成长、迈向成熟的前一阶段，寻找到能让自己成长发育得更

好的温暖家园。

田原：万物都具有天生的亲阳性，胎儿在逃避不了寒冷"海域"的情况下，就会停止发育和死亡？

王氏女科：当然，其实胎儿就像这些海洋生物的幼儿们一样，唯有温暖的力量，才能使他们的生命发育得更完整更长久。海洋的温度主要来源于太阳的辐射，子宫的热量则主要来源于母体的肾阳之气。

不同之处在于，胎儿从胚胎到胎儿期，都只能生活在一片海域里，就是羊水中。而且，即使这片海域温度不足以让他成长、发育得很好，他也不像海洋生物一样，还可以有更多的选择，努力地去寻找温暖的地方。那么，在子宫的热量达不到胎儿要求的时候，他唯一能做的，就是停止发育，停止生命。

2. 胎儿最需要的营养是母体的阳气

田原：过去人生孩子，各方面条件都很差，很多农村妇女，怀孕六七个月还照样下地干活儿，也没什么事儿，生下来的孩子也皮实，很少生病。为什么现在生活好了，反而越来越难保住胎儿？

王氏女科：你说到点子上了，过去流产、停育的少，现在多，为什么？生活条件不一样了。以前很多家庭的女人怀孕，没有吃的，没有喝的，买不起水果，吃不起糕点……但是现在女人怀孕了，就要吃水果，吃营养品什么的。其实以前吃不到未必是坏事，现在什么都能吃到反倒成了坏事了，相当于每天在给胎儿的成长发育环境搞破坏，大都市的人尤其是这样，小

地方的人生活条件一般，就还好一些。

田原：孕妇不应该补充营养吗？

王氏女科：我们看病的这几十年，眼看着以前是流产的多，现在是胎儿死亡的多。不是说不能补充营养，可是对于孕妇来说，你要知道什么才是真正的营养？胎儿最需要的，最根本的营养就是阳气。胎儿保不住，很多是因为先天阳气不足，母体的阳气受到损伤，不足以养胎。先天阳气好的人怀孕之后，就算平时生活、饮食随便点，一般不会出大问题。举个最简单的例子，有的人常常吃凉的，甚至怀孕的时候还吃冰棍，但是她什么问题都没有，孩儿很顺利地降生；但另外一些人就不行

了，喝了点儿凉水马上就闹肚子，没过多长时间，肚子疼，孩儿没保住。这就是子宫的能量、热量充不充实的区别。

刚怀孕以后，做B超看到的仅仅是有没有胎芽和胎音，即心脏的搏动，但是中医认为此阶段胎儿的脏腑还没有完全形成，还没有生成蕴涵所有生命热量的肾脏，也就是说他还没有形成自己的生命体系。相当于什么呢？如果将肾脏比喻成一个贮存生命之气的罐子，怀孕初期的胎儿自己还没有这个罐子，那么他依靠什么活下去？就要从母亲那里摄取，如果母体的阳气本就不足，她自顾不暇，又怎么有多余的阳气来给胎儿呢？所以出现胎儿停育，一般都是在怀胎40天～50天的时候，还有一些体质差的人，这个阶段容易出现流产或是先兆流产。这是因为此阶段的胎儿最脆弱，最需要来自母体阳气的养护，其他任何营养对他来说，都不是最重要的。如果母体的阳气充足，其他营养物质的生成不就是顺理成章了吗？

3. 孕妇更要严格地辨证饮食

田原：现在，我们的谈话到了这里，一再出现阳气这个词，在不断强调它的绝对重要性，那么除了先天阳气不足之外，后天如何伤害了孕妇的阳气？

王氏女科：这个原因有很多，都是日常的生活细节，比如没有想过要生孩儿的时候，就爱吃冷的东西，经常熬夜，吹空调，洗冷水澡，饮食不规律……这些都是对阳气的伤害和损耗。这种长期的损耗首先改变了一个人的体质，就像之前说到的，可

田原：一个女人子宫是否寒冷，有明显的外在表现吗？

王氏女科：表现很明显，但往往都是一些生活中的小细节。比如说：她的脸色不会太好看，可能是苍白的，可能是暗黄的，总之没有应该出现的光泽，不够红润漂亮，总像蒙了一层灰。自己就能感觉到的，小肚子冰凉，这种凉是从里到外的凉，有时候到了夏天，全身都热得冒火，就只有小肚子里面有种阴凉的感觉；另一个比较明显的特征是经水后期，色黑有血块儿；并且喜欢吃辛辣、燥热的东西，这是因为身体觉得温度不够，主动要求通过一些热性的食物补充；另外，平时容易腰酸腿软，有时候觉得这个腰啊，酸得就像要折了一样，一些女孩在月经前期比较容易出现这样的状况；另外，有阳虚特征的人，她的子宫必定也是温度不够的，比方说手脚常常冰凉，比别人容易怕冷……有这些状况的女孩子，就要注意调整自己的体质了。

能她从不爱生病变得爱生病，从不怕冷变得怕冷，女科病或者其他疾病一项项地找上她……长期下来，有些人的身体，就已经不具备怀孩儿或者保护胎儿的能力了。

但是更多人是什么样呢？她可能本来体质不算特别好，但也还过得去，就是怀孕以后，听从一些专家的误导，自认为需要补充营养，要多吃这个，多吃那个，尤其说到孕妇要多吃水果，生出来的孩儿皮肤好……结果，本来就脾胃虚寒的孕妇，

因承受不了过多的营养品和寒凉的水果而流产。脾胃是气血生化之源，人吃食物，通过脾胃的运化，成为血液，生成肾精，转变成其他人体必需的营养物质。脾胃过于寒凉，运化功能就要出现问题，也会导致肾气不实，无法养胎，胎儿就走掉了。这个时候，孩儿都没了，还谈什么皮肤好呢？

田原：的确，孕妇应该补充营养，这几乎是所有孕妇的必修课。但是这个补充营养的标准在哪儿，什么样的人要补充什么样的营养，恐怕就不是哪个科学家说得准确了。因为每个孕妇的身体条件不同啊。

王氏女科：对的。孕妇要严格地辨证饮食，我们建议在怀孕三个月之内，要慎食水果和生冷食物。《诸病源候论》说："邪入胞藏致令胎死。"这是很有道理的，但是这个邪是个什么邪？凡是身体不需要，加重了子宫负担的，都是邪。众多患者看到别人生的孩儿挺好，就问人家怀孕的时候吃什么、怎么做？就跟人家学，结果学着、学着，她自己怀的孩儿反而不好了，为什么？每个人的体质不一样，饮食、进补都要因人而异。尤其是有病的人，我说的这个有病，就是有过流产、停育之类经历的人，尤其不能盲目跟着别人学，把正常生育妇女的"经验"照搬到自己身上来，人和人是不同的呀，适合她的东西，未必就适合你，反而还有可能害了你！

想要怀孩儿，或者已经怀上的准妈妈，唯一急需做到的，就是养护好自己的阳气，这一点好了，什么都好了。

4. 健康胎儿增强了母亲的抗风险能力

田原：王氏女科对于生命起源的观点，似乎有这样一条线索：阳气的强弱决定子宫免疫功能强弱；子宫温暖与否决定胚胎的生长环境。

王氏女科：人体相当于小宇宙，母体更是如此，子宫就是土地，胚胎是种子，当我们在土地上播下一粒种子，有了物质的基础之后，还要有适当的阳光、雨露等条件来滋养，这些条件，对于胎儿来说，主要就是母体充足的阳气。而生命的前期又很脆弱，一旦出现天灾（阳气不足、孕妇营养的过盛或不均衡等）和人祸（流产、碰撞、凉食），都有可能五谷不登。

田原：这样理解真是很清晰，怀孕期间，母亲充当了胎儿的"充电器"，要去负担胎儿的阳气供给。

王氏女科：不仅如此，母子之间还存在着一种"能量交换"的关系，也就是说，胎儿相当于母亲的"蓄电器"，具体而言，在胎儿需要能量的时候，母体的阳气源源不断地供给他，同时，当母体阳气不足的时候，胎儿也能"反哺"，将自己蓄积的热量，还一些给母亲。就好比什么呢？父母年轻的时候，含辛茹苦地把孩子养大，当父母年老，孩子也要担负起赡养父母的责任，人在母亲肚子里的时候，就已经存在这种关系。这就是母子之间一种互相弥补、互相调整的关系。

母体阳气充足，给孩子的阳气就充足，孩子"反哺"的能力也充足。

田原：这一点很值得思考。

我记得《美国医学会杂志》上曾发表过一篇文章，文中提到一所研究机构在孕妇的血液以及肝脏、甲状腺和脾中发现胎儿细胞的存在，并经研究证明，这些原始的胚胎干细胞，对母体的某些器官有修复和保护的作用，对硬皮病和狼疮等特种疾病提供自动的免疫能力。这也可以理解为胎儿能够"反哺"的表现，与中医理论有不谋而合之妙。

王氏女科：所以说胎儿是有智慧的，而且生命力顽强。只要他足够健康，他就有能力为自己建立起隐形的防护网，加强对自我生命的保护，这种防护网表现为怎样的形式？就是对母体的"反哺"。中医认为是阳气的互相补充，现代医学在母体中发现的这些胎儿细胞或者别的物质，也是一种表现形式。正因为"反哺"这样的母子关系的存在，我们和现代医学的观点——怀孕之后，要加强各种物质营养就不一样。

田原：通常，大家认为健康的母亲才能孕育健康胎儿，而我们今天又多了一点——健康的胎儿也能够增强母体的"抗风险"能力，更多强调母子之间这种互动、互补关系。也就是说，不论任何生命形式，和谐、共荣永远是最美好的乐章，真是太美妙了！

5. 不呕吐的孕妇更易出现胎儿停育

田原：我们还可以深入地谈一些吗？比如说发生停育或胎儿死亡的，孕妇的身体在这之前会出现什么迹象？

王氏女科：最重要的一点，就是她不呕吐了。

田原：呕吐是胎儿健康的表现？

王氏女科：这个呕吐，过去被认为是一个病理现象，而我们认为是一个正常的生理现象。除非呕吐得特别严重，超出正常范畴，才能看作是病理现象。一般情况下不能算是病态，反而是胎儿健康发育的外在表现，而且，轻易不能止吐。

从临床上来看，正常情况下，怀孕初期，头三个月的时候，孕妇都有呕吐等早期妊娠反应，但是好多出现胎儿停育的人，会发现别人都吐，就她不吐。不到四五周，孩子就停止发育了，这种情况比例非常大。

田原：这不是一个很好理解的事情……

王氏女科：一般来说，怀孕最初的三个月，是孕妇吐得最厉害的三个月，大多数孕妇，如果她的胎儿正常发育，在前几个月，一定会经历恶心、呕吐的过程。为什么会这么说呢？有两个方面的原因。

第一，现代医学也认可呕吐是胎儿"排毒"的一种方式，他会自动地把能够伤害他的物质，通过让母亲呕吐的方式排出体外。我们可以这样理解，呕吐是胎儿的一种排异反应，这种排异反应，只有够健康的胎儿，才有能力完成。阳气不足的孕妇，她的胎儿也有一定程度的"虚弱"，有些吐得不明显，有些压根儿就不吐。

田原：呕吐是胎儿为了保护自己的生命，在支配大人不要把对他有害的东西吸收进来？

王氏女科：就是，所以怀孕的人就挑食，胎儿让你吃你才能吃，不让你吃就让你吐出去。也就是说我们在生命的前期就有了自保能力。那这个道理就很简单，自保能力较强的胎儿，生命力也要强盛一些，相反，压根儿就不吐了，说明胎儿已经放弃自保的权利了，如果不是因为他虚弱不堪，就是已经死亡。

当然，不呕吐的孕妇并不是绝对会出现胎儿停育或死亡，也有些人天生就不需要呕吐这个环节，胎儿也生长得挺好，但这种情况，在我们的临床上来说，只是个例。

6. 肝肾共助"怀胎保卫战"

田原：第二点理论依据是什么？

王氏女科：就是在《傅青主女科》中谈到的呕吐原因："人皆曰妊娠恶阻也，谁知肝血太燥乎？"他的意思就是说，很多人看到孕妇的呕吐反应，认为是脾胃虚弱，要补、要调理脾胃，但谁又知道呕吐的真相，是孕妇因肝血不足，而形成的肝气上逆。

那么孕妇为什么会出现肝血不足？

因为她现在一个人的气血要养两个人。胎儿是不能自己养活自己的，他也要"吃饭"，而他所有的生命能量都来自于母亲。所以从中医的角度来说，女人怀胎后，胎儿想要正常地发育，需要来自于两方面的滋养，一是肾水，二是肝血。

咱们先谈肝血亏虚的原因。

《傅青主女科》中谈到："夫养胎半系于肾水，然非肝血相助，则肾水实有独力难支之势。"简单来说，在一场"怀胎保卫战"中，需要肾水和肝木共同贡献力量，协同作战来保证胎儿获得足够的营养，延续生命。

中医将人的五脏形象地看作五位大官，每位大官都要掌管一摊子的事儿，但在怀胎之后，无形之间，脏腑的责任就都加重了，在这10个月里，都需要加班加点地干活，才能保证一个身体，两条生命。

而肝在中医来说，是藏血之脏，怀孕之后，女人一身的气血，要养两条命，肝脏的负担就要加重，就容易出现肝血亏虚。孕妇小腿抽筋也是肝血亏虚的表现之一。肝又主筋，人身体的筋膜也需要肝血的濡养，才能保持良好的弹性和韧性，怀胎之后，肝血过度消耗，对筋的濡养不够，小腿就容易抽筋。

在五行来说，肝属木，肾属水，这是一种类比，是说肝脏和肾脏拥有与树木和水相似的属性。比方树木需要充足的水分、阳光、雨露等等滋养才能鲜绿，而且树木的生命形态是条达的，一根根树枝都那么舒展，自由地随风摇曳，从中医的角度来说，肝脏的属性也同树木一样，需要滋养，不能憋屈，闷堵。

田原：肾水既要养胎，又要不间断地涵养肝木，所以肾水也会相应地出现亏虚。

王氏女科：对。所谓肾水，打个比方说，就像是地球的地下水系统。地球的地下水系统，以各种形态遍布于不同深度和区域的地层空隙、岩石缝隙等等空间之中，也以此滋养土地和生命万物，有些层面的地下水，还会随着季节的变化出现或消失。而中医所说的肾水，也会化生成各种形态存在于身体每一处细枝末节，并拥有不同的功能，比如现代医学所说的骨髓、胰岛素、荷尔蒙作用等等，孕育胎儿的羊水也可以被看作是其中的一种形态，甚至还有无形之"水"，没有形态，只是中医肾脏功能的一种体现。正是因为这些有形无形的地下水系统的滋养，绿植和生命万物才有生命力。

同样的道理，属木的肝，也每时每刻都需要来自于肾水的滋养和濡润。

田原：简单地理解，肾水相当于肝木的母亲，对它有"喂养"责任。但对女人来说，肾水对肝木的这种尽职"喂养"，在怀孕之后，就要出现变化，肾之功能，不再只为脏腑服务，而要竭尽全力地去保护和营养胎儿，这就使得肝木容易"枯槁"，肝血进一步亏虚。

王氏女科：没错，这个时候，肝木就受到忽视了，相当于之前它是"独生子"，"母亲"成天就围着它转，现在，"母亲"大部的时间和精力，都要去照顾生命刚刚成形的"小弟弟"、"小妹妹"。

肝脏本身就要提供大量的血去养孩儿，现在作为"母亲"的肾脏也顾不过来它，当肝木的需求越来越迫切，肾水却已经没有足够的精力去满足的时候，肝血进一步亏虚，血虚则燥，肝木就要"造反"了。因为肝又主管人的情志，肝血不足的时候，最明显的表现就是情绪不好，爱哭，爱发脾气，容易心气儿不顺等等。而呕吐，则是肝血不足，导致气机上逆的一种生理表现。

也就是说"怀胎→健康胎儿需要大量气血营养→母体肝血不足→气机上逆→恶心呕吐"，这应该是绝大多数的孕妇，必然要经历的正常过程，所以，吐，应该是正常孕妇的正常表现。

田原：这应该是傅青主对孕吐独树一帜的认识了。

王氏女科：对。很精彩的认识。所以说不呕吐的人，她就不存在气机上逆的问题，也就是说她肝血没有出现亏虚，既然如此，她的孩儿要吃什么、喝什么来活着呢？我们临床上看到太多从怀孕就不呕吐的孕妇，没过几个月，孩儿就不发育了，就掉了。也有的是什么呢？开始还好好的，正常地吐，突然就不吐了，再一检查，孩儿死亡了。

当然，这只是我们这几十年来，在临床上验证的一个大的现象，也有少数不呕吐的孕妇，孩儿也发育得很好，并且顺利出生，但从临床上来看，这都是个例。

7. 孕吐不能随便止

田原：有些人确实孕吐得非常难受，四处寻找止吐的药，这种压制性的止吐对孕妇和胎儿一定会有影响。

王氏女科：对。这个不能随便止，它也有一个度的问题。

《傅青主女科》中记载了一个顺肝益气汤，就是专门治疗妊娠恶阻的，也可以说是一种缓解孕吐的药。但因为吐本身就是一个正常的反应，不到万不得已，不要去制止它。所以这个药，我们不给有病的人用，这里所谓有病的人指原来有过胎儿停育、死亡、流产经历的人，因为什么呢？对她来说，吐反而是一件好事儿，说明她的孩儿能很好地活下去，这个时候止吐，反而就成了一种伤害。

正常怀孕，没有病的人，吐得太厉害了，那也是很难受的，有些人吐得连饭都不能吃，对母体和胎儿的成长都不利，这就是一种病态反应，这个时候，就要照顾一下母亲，帮她"分担"一些，用中药替她营养胎儿。

田原：不是止吐，而是帮母体"分担"任务。

王氏女科：对，不是强行制止。一般来说，孕妇的这种呕吐是不能用补药的，越补不是吐得越厉害吗？但是傅青主先生这个顺肝益气汤就是补的，这个药里有熟地、麦冬，但这剂药中熟地的炙法非常重要，直接影响药效，我们用的九熟地，是蒸九次、晒九次制成的。

这些药在呕吐上不到万不得已不用。像熟地滋肾补血，益髓添精，乌须黑发，它的味道是甜的，甜就容易让人觉得腻，也容易让孕妇吐得更厉害。

田原：顺肝益气汤能够以补止吐的原理是什么？

王氏女科：它的道理就是补肝阴、补肝血，让药物代替母亲去养孩儿，这是他最高明的地方。吃这个药，相当于现代医学的输液。

一个正常孕妇呕吐过于剧烈的时候，会伤肝、伤阴，对胎儿也是一种伤害；不能吃饭，更保证不了胎儿应该得到的营养。孕吐严重的人，躺在床上都起不来了，到了医院，医生会给她补充液体，在中医来说，相当于对身体流失阴津的一个补充，但是这种输液，只能防止孕妇脱水和低血糖，他解决不了呕吐的症状。

顺肝益气汤不一样，这个汤药，熬好了以后，你只要喝一口，就能顶事，不但比西医的输液来得快，而且补肝阴、养肝血，在保证胎儿营养的情况下，又能缓解呕吐。在这个方子的基础上我们又加了几味药，加强它的功效，尽可能地保证胎儿能够得到充分的营养。

但是这个方子在用量上也要谨慎，这个药怎么用？什么时候用？非常有讲究，需要有经验的人才能用。

8. 呕吐过度是内有虚热

田原：万不得已才能用顺肝益气汤？

王氏女科：对，万不得已。呕吐到胆汁都出来了才能用。

田原：一定要到这种程度？孕妇真是很难过了。

王氏女科：这也许就是生命的珍贵。呕吐是胎儿生命力的象征，特别是对前期有过胎儿停育、死亡经历的人来说，她从不吐，到怀这胎的时候吐得厉害，某种程度上意味着她的胎儿正逐渐变得顽强，这个时候去止吐，表面上看孕妇舒服了，对胎儿却是一个打击。唯有当孕妇吐到一定程度，表示胎儿的生命力也强大到一定程度了，再用些缓解呕吐的药，既让孕妇舒服一些了，对胎儿又不会造成伤害。

我们的一个病人，三十六七岁，起初是不想要孩子，流产过六七个孩儿。最开始的三四个孩儿都用无痛人流处理了，到后来就出现死胎了，而且她多次做无痛人流，就不来月经了，两年没有来月经，类似于"席汉氏综合症"。在我们这治疗了一段时间，月经正常来了，就想抓紧要个孩儿，孩儿怀上了，又找我们帮她预防胎儿死亡，因为她之前有过胎儿死亡的经历。

刚开始怀胎的时候，她就是不吐，从脉象上来看，胎儿很虚弱，不是那么有生命力的脉象。后来慢慢吃药调整，开始呕吐了，再看她的脉象呢，胎儿也有生命力了，能活下去了。我们就告诉她说，你再吐，没关系，后来她真是吐到难受得躺到床上起不来了，我们就用药帮她缓解一下，舒服一点。平时吃饭呢，只能吃白菜、胡萝卜，不能吃其他的东西，要是不想吃就饿着。结果她有点儿受不了，就想把这个孩儿给拿掉，不要了。我们就告诉她说，她要是去把这个孩儿给处理掉，再得了这个不来月经的毛病，我们就不给她看了。她已经多次流产，对子宫造成很大伤害了，再这么伤害下去，我们也治不了。

一般来说，体质过寒的人，她也呕吐不到这种程度，有虚热才会呕吐到这个程度。所以呕吐到胆汁都出来，是作为判断她体质类型的重要因素，也是是否适合用这个方子的一条界限。

结果她就忍着，等到吐得连床都下不来的时候，我们就用那个顺肝益气汤，只用一副药，给她缓解一下，吐得就没那么厉害了。这个药只能用一副，用多了还不行，这个人现在怀了三个多月了，前几天去做B超，胎儿的状况良好。

她吐也就是五十天以内的事情，这个阶段非常关键。她最初以为我们刁难她，就不给她止吐，就不理解，我们要耐心给她讲道理，解释给她听。像这个"病例"就是硬补救过来的孩儿。

9. 禁忌是为了保证药物的疗效

田原：傅青主先生的顺肝益气汤，透着先生对生命的关爱和指导。可歌可泣。而咱们王氏女科的经验完全践行了先生的智慧。

王氏女科：的确，傅青主先生大智大德。但真的是有缘人才会拂尘识得呢。

这也是我们的爷爷在多年临床实践中的一个发现，只有到了吐胆汁的程度，这个方子用上才最好，这一点在《傅青主女科》的记载中是没有的，是需要领悟的，也可以说丰富了《傅青主女科》的学说。

《傅青主女科》中还有一个温肾止呕汤，也是用来缓解产后呕吐的一个方子，它和顺肝益气汤其实是一个道理，轻微呕吐不能用这个，一定是吐到软弱无力，走路都走不动了，才能辨证地用这个方子，不能因为是止呕的方子，就随便用。这都是我们家祖传的方法，尽管用的是傅青主先生的方子，但什么情况下用，怎么用？都是我们家里口传下来的。

田原：中医的很多禁忌，也可以理解为古人为后人树立的一道高"门槛"，把握不了严格的分寸，用了反而伤人，一旦窥得法门，禁忌反而是最有效的方法。

王氏女科：中医讲十八反，十九畏，这些都不是寻常道理的用药方法，但我们家祖传的，很多都是反用药。现在人说祖传，不只是传下来一两个方子那么简单，最重要的往往不是方子，而是口传、意传、手传、心传、笔传需要靠自己去意会、领悟的东西，再好的方子，要抓重点，抓特点，然后再根据自己的经验和领悟力，去思辨，演绎着使用。

10. 人一生有两次打好根基的机会

田原：临床上有没有调查过，孕吐强烈和不强烈的孕妇，胎儿出生之后，身体素质如何？

王氏女科：这个是相对而言的，如果说孕妇之前没有过流产，没有过胎儿死亡的经历，生出来的这个孩儿，多数不会表现出特别的天赋和特别好的身体素质。

田原：也就是说在先天，胎儿住在母体的时候，通过中药的调整，能够控制胎儿出生后的体质甚至智力？

王氏女科：完全可以。但这是我们的一家之谈。

田原：有点玄，可以人为地"制造"天才？

王氏女科：不算玄。在我们的治疗中，有前面死亡过三个胎儿的，最多有死亡过七个胎儿的，我们都治疗过，这些病人后期，我们都会做一个追踪访问，发现她最后生下来的这个婴儿，智力好，身体素质也相比其他同龄孩子要好。曾经我们保胎保住的两个孩子，现在都考上了北大、清华。

田原：母亲都有死亡胎儿的经历？

王氏女科：对，最明显的对比，有的人第一个孩儿是正常出生的。等到怀第二个孩儿的时候，出现先兆流产或者一度停育的情况，通过治疗，把这个孩儿给保下来了，做父母的就一直担心，怀孕的时候吃了药，这个孩儿会不会有问题？但是随着孩子的成长，家长发现，这个"病"过的孩儿，比之前正常出生的孩儿体质还要好，还要聪明。这是我们的一家之谈。

田原：等于在生命前期进行了特别的塑造。

王氏女科：也可以这么理解。胎儿在三个月之前是不生脑海、肾脏的，但是这三个月却是一点点塑造他，为他的未来打根基的时候。打下什么样的根基，就会向着什么样的方向发展。就好像刚种下的小树苗一样，为什么现在很多城市要给小树苗缠上麻绳？先扶直它。

人有前世今生，可以说每一个人都拥有两次打造根基的机会。一次就是在胎儿期，另外一次，是出生后的七八年。《黄帝内经》中说，"女子七岁，肾气盛，齿更发长"，"丈夫八岁，肾气实，发长齿更"，在这七八岁之内也是培养孩儿肾气，也就是他要享用一生的生命之气的最佳机会。

胎儿期的根基，就像是建楼房之前选好土地，测量好尺寸，打下最初的石桩，这样的房子盖起来，才能更高、更结实。而出生后再进行根基的校正和培养，则相当于现在很多快速楼，从地面之上打地基，这样的楼也盖得很高，材料好的话，感觉也很结实，但再好，也没有在地下打好地基的楼结实、耐用，抗风险能力强。

11. 孕期调理，给胎儿一生打好根基

田原：也就是说在生命前期，注重用中药调补母体，相当于间接为胎儿的成长、发育埋下伏笔。

王氏女科：没有错。

田原：是不是任何孕妇，在怀胎期间都需要适当的中药调养？

王氏女科：要是以我们家的经验来说，理当如此。但现在有一个问题，除非有习惯性流产、先兆流产或胎儿停育、死亡的经历，一般人都会认为自己是健康的，生出来的孩儿也是健康的，她还觉得是药三分毒，在怀孩儿的时候吃药，会影响她孩儿的智力和发育。

其实中医并不这样认为，中药和西药不一样，它不只是药，而应该是药膳。

田原：也对。如果研究中国文化呢，就会理解你们的理论。我们不妨多说一点。其实药字，很早以前是从"芔"字演变过来的，这个字跟草同音，意指自然界的百草、花卉，后来就演变成上面是草，下面是一个小篆的乐字，从字面上理解，人生了病，不小心吃到一种植物，他本意可能就是想饱腹，但却发现治好了自己的某种病痛，就高兴了。"药"在《说文》中的解释大意也是治病之草。老祖宗通过几千年自我实践，筛选出来一些草性味平和，可以当"菜"，一些草性味特殊，单吃容易晕厥甚至致命，但几种东西配在一起，反而疗疾止痛，就把它们放在药物的名单里，还有一些草，当菜吃也行，当药吃效果来得

更快。

王氏女科：中医有"药食同源"的说法，其实每一口肉、每一口菜都有它自己的属性，在进入人的身体时，悄悄地对身体机能发生着各种作用。

尽管现在人不再尝百草了，但是动物们依旧在吃草，人在吃肉的时候，这些属性还是要叠加于人体。所以说吃中药有什么可怕呢？关键是要吃对。食物吃对了，人能长寿、少病，药物吃对了，就调节身体机能的失衡；相反，就算不吃药，平时吃喝错了东西，病也能找来，就好比本来就阳气不足的孕妇，学别人吃大量的水果，不但没起到好的作用，还把胎儿枉送了。

田原：关键还要找对医生，用对药物。当然，自己懂得一些食物和中药的性味最好不过了。

王氏女科：就是这样，知道什么是不能吃的，什么东西是适合你的。这个也很好解决，常翻《本草纲目》、《神农本草经》，慢慢就有自己的感悟了。

12. 有脾胃才有健康后代

田原：临床中，这些年的孕妇普遍是一个什么情况？

王氏女科：脾胃虚寒的比较多。所以要以救脾胃为主，佐以补益肾气。从我们临床上来看，一方面呢，很多女性都属于脾肾虚寒引起了不孕或胎儿停育、死亡、流产。

另一方面，脾在五行中属土，有大地之德，能化生万物。因此中医有"肾为先天之本，脾为后天之本"的说法。傅青主先生说："脾胃之气虚，则胞胎无力，必有崩坠之虞。"他的方子中，就重视对孕妇脾胃的调理。因为等孩子生出来，再想补先天就太难了，但是在此时培补脾胃相对要简单得多。脾胃功能正常，能很好地吸收运化吃进去的食物，变现为身体所需要的精微营养，生成气血，营养周身，在怀孕的时候，也才有足够的气血去养胎。而对肾脏来说，也能助它生化后天之精，这也是一种"曲线救国"。

田原：我欣赏这样一句话：有脾胃才有将来，具体用什么方子来培护脾胃？

王氏女科：这个方子是王氏女科自创的，就不太好说。但显然我们不太赞成用补肾的阴药，而赞成用补肾的阳药，比方说生地、熟地，这都是我们临床常用的药物，对补肾起到一个很好的作用。还有一个就是巴戟天，它可以说主治寒证，比如男性的阳痿遗精，女性的宫冷不孕、月经不调、小腹寒凉冷痛，还有一些风湿性疾病等等。

田原：对孕妇养胎有益的药方会提供一些吗？

王氏女科：这个有的，就是《金匮要略》里的当归散和白术散，当归散这个药现在被很多中医用来治疗习惯性流产、先兆流产和月经不调，应该在医生指导下随方加减，这个可以作为补血养胎的保健药物。

这个方子由当归、黄芩、芍药、川芎、白术组成，其中重用白术，这就是很好的一味补脾胃以生气血的药。另外一个白术散更是如此，临床证明它能够健脾养胎，温中祛寒，但是这个药跟那药店里卖的参苓白术散不是一回事，不可以随便乱吃。

13. 孕妇不能直接补肾

田原：后天兼补肾阳的手段，尽管改变不了先天的大环境，但是相当于为寒冷的子宫做了一个温室处理，保证了子宫这方"天地"的温度。

王氏女科：对，保证了子宫的温度，就保证了胎儿正常、健康地发育，而阳气是否充足，又直接影响了子宫的温度。

田原：王氏女科已经形成了一套完整而优秀的理论系统。

王氏女科：万变不离其宗，对我们来说，关于生命前期这块，就是强调调整肝、脾、肾，这是大法。当然，具体的手段又各不相同，就离不开那三因。但是有一点，为什么我们说培补脾胃，兼补肾脏？不能说强调孕妇的阳气是否充足直接影响到胎儿是否能够存活、健康成长，就直接去补肾脏，从我们的临床经验来说，这么补，胎儿反而死得快。所以我们说，补脾、补肾以谁为先？至关重要。

田原：在生命前期，孕妇应该先补脾后补肾，不能一起补，也不能专补肾阳。

王氏女科：对，一起补就失去平衡了，因为还有一个吸收的问题，先补脾，让脾良好地运作，自然生成肾精，再生成肾阳，这是尊重了人体天然的这种内循环功能，就像前面说到的，起到一个为生命之火添柴、续火的作用，要是直接补肾，对很多人来说，类似火上浇油，这种"补"法，会使火势凶猛，对人反而是一个伤害。

14. 活血化瘀也能保胎

田原：怀孕四周左右，对大人和孩子都是一大关口，胎儿停育、先兆流产等现象一般都出现在这个阶段。尤其近年先兆流产的人数不断激增。现代医学分析先兆流产的原因有很多，包括父母的"种子"有质量问题，或者母体患病及药物影响等，因此在没有查明具体病因时，不主张积极保胎。我们怎么看这个问题？

王氏女科：中医看待先兆流产的角度不一样。我们对于先兆流产是否能保住胎儿，也要进行"筛选"，但是我们更多是让胎儿自己来"选择"能不能活下去。

我们治疗过很多先兆流产的病人，她希望医生能帮她把胎儿给保住，可是在这种情况下，怎么能知道她的这个胎儿发育得好还是不好？如果发育得好，才有可能保住，发育不好，就很难保住。先兆流产的病人又必须卧床休息，就不能去医院做B超，借助不上现代设备。在这种情况下，我们也给病人开一副药，最多两副药，这个药也是家传的，吃上以后，病人出血了，说明胎儿还活着，还有希望。

田原：前段时间有个读者给我打电话，

她的胎儿胎音还在，但是不发育，我介绍她去看女科大家柴嵩岩。柴老当时给病人开了七副药，也对病人说，如果吃了药，出点儿血，胎儿就有希望保住，不出血，就很难保住。结果吃了药也没有出血，孩子就走掉了。从现代医学的角度来说，孕妇早期出血，说明胎儿可能不保，要进行止血治疗，以出血来判断胎儿是否存活的中医原理是什么？

王氏女科：我们认为，孩儿发育不好是因为宫腔里有瘀血，相当于"杂草丛生"，而用药物使孕妇出血，就像是"除草"，让子宫里瘀滞的血块儿走掉。

为什么这么说呢？正常情况下，健康的子宫是很干净的，羊水就像没有受到污染的海水一样。但是生病的孕妇，她的胎儿就要出血，这个病不是指感冒什么的，而是说怀孕过程中出现了异常。

这个血流到子宫里面排不出去，就变成了瘀血。一方面，流血已经说明胎儿的生命受到了损害，另一方面，血液的瘀积所导致的气血不畅，又造成胎儿的二度伤害——本来纯净的"海洋世界"，瘀血越积越多，就变成"环境污染源"，不但和胎儿争夺营养，也使得胎儿的生存环境越来越差。中医认为瘀血不去，新血不生，这个时候，我们主张先把瘀血排掉，使得气血重新通畅起来。

田原：就是说用活血化瘀的方法也能保胎？

王氏女科：对，这也是我们家的特色。但是在操作、用药过程中有一定的危险性，这个度要把握得很好。

田原：如何把握？

王氏女科：我们说，只用两副药，出血了，就帮她治；不出血，就治不了。因为这个药下去，一方面要除瘀血，一方面也要看这个孩儿能不能够抵抗得住。当"杂草丛生"到一定的地步，孩子的生命力已经很脆弱了，两副药是个标准，先要保证孩子不会受到影响，在这个基础上，再来看瘀血能不能排出来。所以这个药一般人不敢用，把握不好这个度，本来能保住的孩儿也走掉了。

15. 先兆流产源于子宫免疫力不好

田原：一般来说，造成孕妇出血的原因是什么？

王氏女科：原因很多，比如孕妇自身阳气不足，导致子宫温度不够、能量不够，或者说经常生闷气、发脾气，情绪过于激动等等，甚至于子宫邻区器官的疾病，比如说盆腔炎，或者附件炎，有些人自己不知道，结果怀孩儿的时候，对胎儿产生了影响。临床上甚至有得了肠胃炎，孩儿就流掉的例子。

因为子宫的免疫力不好，不够强大，就抵御不了来自外界和周边的伤害。如果是子宫免疫力好的人，出点血，西医给她打上点止血药，她也能好，再不出了，也不会有瘀血。

田原：从这个角度来说，有过先兆流产的人，就不单纯是子宫的问题，还要整体考虑她的体质。特别是有过这样病史，再想顺利要孩子的人，尤其需要做整体的调整，首先保护和培养好自身的阳气，增加子宫的免疫力。

王氏女科：养好阳气非常重要，等待厚积薄发的那个机会。像已经暂时保住胎儿的病人，在饮食和情绪上就都要注意了，尽量少洗澡，多卧床休息，培补阳气。

田原：现代医学用镇静剂保胎，从某个角度来说，也是让人安静下来，不让阳气外越，是保养阳气的一个手段。

王氏女科：也可以这么说。现代医学专门用于保胎的药物其实很少，一般就是镇静剂和黄体酮激素这类药，一方面镇定情绪，一方面降低宫缩频率，但对有些情况，效果不是太好，作用很有限。从我们的临床经验来说，这一点不如中药见效快。而且，很多西药，对小孩儿就是一种伤害。但叶酸我们是认可它的科学性的，在防止胎儿畸形和贫血方面，很见效，我们一般也建议孕妇服用。

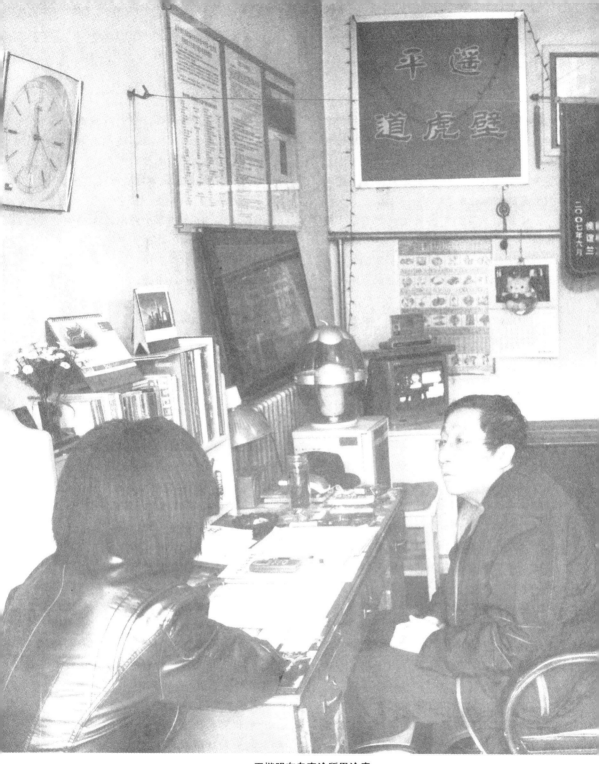

王楷明在自家诊所里诊病

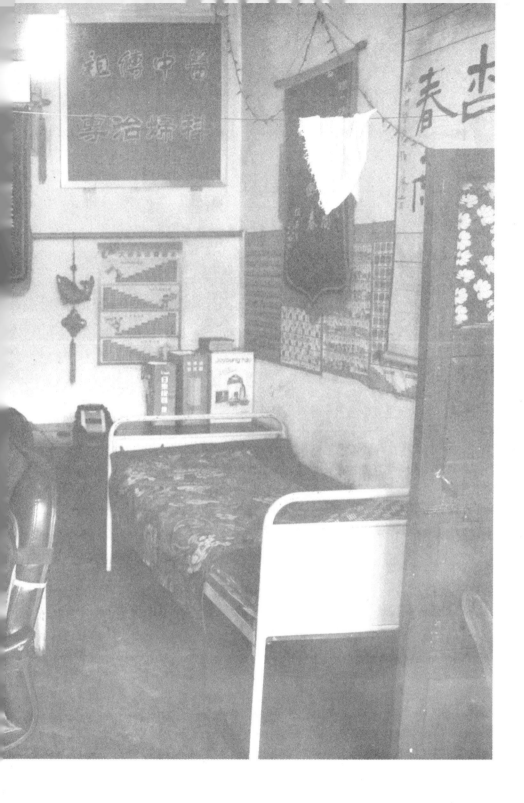

之二
子宫：小宇宙里的生命之地

一个女人，患有子宫内膜增生，为防止癌变，她的主治大夫认为应该切除子宫，医生问病人："你有孩子了吗？"病人说："有。"医生就告诉她说："那就切了，子宫就是养孩子的容器，既然已经有孩子了就没什么用了，只要不切卵巢，也不会引起内分泌失调……"

女人所有的美丽都深藏在子宫里。而子宫对女人来说，既是福地，又是祸地。生命在这里孕育、诞生，同时，祸患也从此衍生——中国 30 岁以上的女性，每年有四分之一患上包括子宫内膜癌在内的子宫疾病，现代医学无法"瞄准"具体病因，在治疗上每每剑走偏锋，使得每年超过 100 万人做子宫切除手术。子宫切除手术，已经成为医疗手段中"约定俗成的惯例"。

子宫，只能在"刀光血影"中获得安宁吗？

1. 这土地就是女人的子宫

田原：那么，从中医的角度如何理解子宫，或者说怎么了解女人的子宫问题？

王氏女科：把子宫当作容器，我们不赞同。现代人对于子宫的认识仅仅停留在物质层面，导致今天很多女性，在面对子宫疾病或其他妇科疾病时不作挣扎就弃械投降。

子宫到底是什么？中医认为每个人都是一个小宇宙，女人尤其是这样，她身体全部机能系统，就是这个宇宙的小气候——身体的阳气就是太阳，周身的血液相当于地下水系，其他营养物质是用以灌溉生命的雨露等等。就如同自然界的一切条件都要作用于土地，从而孕育、繁衍万物一样，在女人来说，这些条件最终也都要作用于她的"土地"，这土地就是女人的子宫。

田原：也就是说子宫疾病并非单独成立，既是"土壤"的病，同时也意味着女性身体的整体环境出了问题，这个时候，"切"就不解决根本问题，反而让女人失去了自己的田地。

王氏女科：对了。俗话说种瓜得瓜，种豆得豆。没有一种病是没有缘由，莫明其妙出现的。

就拿现在发病率很高，也最让女性恐惧的子宫内膜疾病来说。子宫内膜是什么呢？是覆盖于子宫内壁上的一种粘膜，类似于"土壤"。女人每个月一次的月经，就好比是农民每年春天耕种前要松土，清理田地里的杂物一样——月经能把陈旧的内膜带出去，换成新增生的内膜，给子宫换上"新土"。

一个女人得了子宫的病，内膜增生了、异位了，它的前期，一般都有月经不调的表现，不是几个月不来，就是来了不爱走，这种不调，就导致"陈土"不清，"新土"又不断生长，经年累月，"陈土"和不好的物质大量积存，当"积压物"达到一定程度，增生、异位就出现了，紧接着，因为子宫压力过大，没办法很好地收缩，它就要引起功能性子宫出血，这和风寒感冒发烧的原理差不多，是身体的积极反应，所以打压的政策只能求得一时平静，实则后患无穷。之后还有可能癌变……这就成了一系列的问题。

而月经这种独属于女性的生理现象本身就是全身机能作用的结果，它紊乱了，或者早来，或者迟来，及其色、状、量等因素异常，可以看作是表现于外的，衡量一个女人渐失健康的硬性指标。它代表的不仅仅是雌激素和黄体酮的水平，或子宫内膜的脱落，而是反映了正在身体内部悄然发生的变化，这才是最关键的问题。

这个时候，即便将子宫切除，让这块生病的"土地"销声匿迹，也改变不了内部大环境出现的紊乱，因此，做过子宫切除手术的女性，都会有不同程度和方面的异常表现，这是因为生命少了一个重要"环节"，失衡的情况因此出现。

疾病不再表现于"土地"之上，并不表示人就复元了，就健康了，只不过是消除了一个"直观表现"，而正因为没有解决根本病因，有些因癌症切除了子宫的女性，没能躲过乳房的病变。

2. 女人伤阳气就是伤子宫

田原：好女人要有一个好子宫，这句话应该牢记。

但是子宫中的疾病，或者任何的女科疾病，往往都只是一个结果，而不是真正的发病原因。那么，女人的子宫问题究竟出在哪里？为什么这个让女人美丽的"闺房"如此娇嫩，不堪风雨？

王氏女科：山雨欲来风满楼。从我们中医的角度来说，以子宫内膜增生、异位为代表的子宫疾病，多数都属于肝气和肾气的亏损或者失调，简单来说，就是肾气温阳之力不足。如果再加之平时多怒、过劳，尤其是一些女性经历了上环、流产等计划生育手段，相当于雪上加霜，是造成子宫内疾病高发的重要原因。

可是通常大家会这样认为：男人更需要阳刚之气，所以补肾、壮阳之风日渐。其实作为女人，她的肾阳之气是否充实，身体内是否阳光明媚，没有死角，除了决定她本身的健康、美丽，也直接影响到她的土地，也就是子宫的健康、安危，进一步说，也关系到孕育后代的能力。

所以我们一再强调女人要注意保暖。

只有懂得温暖、享用温暖的女人才是好女人，健康女人。这是一条"铁的纪律"。要一生时刻牢记。

这种温暖，不只是说女性品格、性情中的温柔。中医认为"肾主胞宫"，胞宫就是指包括子宫、卵巢、输卵管等在内的一整套女性生殖系统。很显然，肾才是女人子宫的根基地，大本营，肾阳不足，子宫的免疫功能就不好。肾阳，用通俗的话来讲，就是自然界的太阳，子宫是土地，试想一下，没有阳光，土地就会"千里冰封，万里雪飘"，何谈生命之树？

田原：如何理解子宫的免疫力？

王氏女科：免疫力是现代医学的说法，不是中医的名词，但是为了和病人沟通，我们就会这样用，比较好理解。其实我们中医可以把这三个字做简单的解释：免疫力就是正气，就是一个人对外界环境、气候和其他伤害的适应和抵抗能力，正所谓"正气存内，邪不可干"。子宫也是一样，在面对同样的致病条件时，子宫免疫力好的人，可能就不发病，或者很快好转，免疫力不好的人则一发不可收拾。而决定一个人，以及一个女人的子宫免疫力是否强大，我们认为很大程度上就是人的肾气，肾中之阳气，先天之气。

其实从大的角度来说，肾气不足的人，整体免疫力都不是很好，只不过在女性身上，体现为月经病、子宫病、乳腺病，还有不孕不育的问题。

尽管我们没有做过相关的调查，但是从我们的临床上来看，几乎每一个有女科问题的病人，都会伴有其他症状，比如痛经的人面部易长色斑，有些人还有怕冷的现象，容易感冒；有些人结婚几年不怀孕，医生会建议她先治疗抑郁症；还有一个女性骨癌病人，在查出癌症之前，已经半年没有月经了。

田原：关于现代人阳虚致病的问题，长久以来，被许多中医大家提起过。比方说大医李可常说的名言警句：阳虚之人十之八九，阴虚之人百不见一。不分男女。应该说，伴随着不孕不育的高发，我们会发现一个残酷的线索：男人和女人根本上的阳虚已经成为了一种时代病。

王氏女科：真是无奈，也痛心呢。冷饮、冷食、空调的寒气克伐着人体阳气；各种油炸、高营养的东西吃进肚子很容易，却需要脾胃费尽力气去消化，而阳气又是脾胃得以工作的动力，脾胃负担大，也是一种对阳气的过耗。还有一点就是现在女娃娃们为了漂亮，穿着露腰、露脐的衣服，导致风寒可以长驱直入；通宵的玩乐，这些都严重损耗她们的阳气。可以说，损耗阳气的行为无处不在，真是防不胜防。对于女人来说，伤了阳气，就是伤了健康，也就伤了子宫，炎症、不孕、子宫疾病等一系列的病就全都来了。

我们在临床上几十年，多数女性病人都病在一个"寒"字，不管是四十多岁的中年女人，还是十几岁的小女娃娃。

其实这些病都是可以避免的。只是需要对子宫，对身体，对温暖重新理解。可是太难了！我们的力量不够强大。怎么办？我们作为医生能救多少人呢？这些生活细节如何传达给女人们，传达出去又有多少人接受呢？

3. 对子宫的过度开发导致了"水土流失"

田原：现代医学治疗子宫方面的疾病，尤其是近年高发的子宫内膜增生、功血等有出血症状的子宫疾病，以激素调整和手术为主，在用药无效的情况下，为防止恶变，医生一般会建议切除子宫。有人说现在是以切代治的年代。但是，我想，终究还有女人不甘心，可是中医用什么来抵御"以切代治"的强势呢？

王氏女科：问题还在于观念或者看待身体的理念。

应该说中西医一直以来的立场不同，中医认为人是一个整体，不可随便放弃某一个器官，所以形成了阴阳五行的医疗理念，取和谐、平衡之美；而现代医学则更看重器官的物质性，可以更换。

我们不谈现代医学的东西。如果以中医的形象思维来说，出血相当于水土流失，重要的是，一定要找到造成水土流失的原因，进而改善大环境，治理这方土地，而不是抛之弃之。

田原：自然界的水土流失，是因为对土地的过度开发和使用造成的，女人子宫"水土流失"的原因又是什么？

王氏女科：也是一种过度的开发。

从我们临床上来看，相当一部分的子宫内膜病与计划生育手段使用不当有关，比如说上环，手法不好就会偷偷地伤了子宫；或者那个环总戴着，有的跟肉都长到一起去了，再有就是频繁流产等等。这些都是对子宫造成的"硬伤"，改变了子宫内部的生态环境。临床上有很多女性刮宫之后，子宫壁过薄或过厚，乃至于呈现出薄厚不一的蜂窝状，最终导致不孕。这和土壤的分布不均匀，过于贫瘠等现象不是很相似吗？

我们临床上了解过，子宫内膜增生、异位的病人，大概50%都经历过计划生育手段不当或过度，这其中又以流产对身体的伤害最大。

4. 药物流产欺骗了子宫

田原：如果正确看待身体的整体性，那么不管药物流产还是无痛人流，或者习惯性流产，不但对子宫是一种"创伤"，同时也要耗伤气血，耗伤身体的正气。似乎现在女人们更"青睐"药流，不见"刀光"就是无伤害吗？

王氏女科：任何流产都有伤害，没有不伤害子宫的。

那么何为药流？

人在怀孕之后，子宫也要安静下来，守护着胎儿。那么药物流产就是依靠米非司酮和前列腺素来刺激子宫，这两种都是激素类药物，服用后使子宫产生错觉，增加兴奋度，出现本来生产的时候才有的高频率宫缩，强行使胎芽脱落、脱出，后期流血的时间很长，在我们临床上，因为药流造成出血的病人比例能达到70%，为什么？一方面药流清宫不容易彻底，一方面药流相当于模拟了一次生产过程，身体自然要发动大量的血液，对子宫进行"冲洗"，其实本意是好的，要将子宫里的瘀血和残留物清理干净，问题是时机未到，这毕竟不是正常生产，身体的很多条件都准备得还不充分。而且这些个药物不是只对子宫起作用，它进入身体，就要参与到身体机能的整个循环中去。

同时子宫会自行收缩，持续流血，排除异己。所以，现代医学提出一个做药流的年龄分水岭：35岁。之前可以，之后不可以。为什么这样规定？从中医的角度可以这样理解：在面对这种损伤的时候，肾脏功能好的人，跟不好的人，大有区别。肾脏功能本来很好的人，就算出点儿血块儿，很快自己就不出了，甚至于有的人流产后就没出血。流产后流血不止的病人，说明她本来的肾脏功能不太好，肾气不足，这样的人，当子宫又要面对外来伤害的时候，很难抵御。

田原：在很多人的想法中，药物流产毕竟不用"动刀子"，避免了剧烈的疼痛和术后并发症，对身体的伤害可能相对要小一些，但很多尝试过药流的人，却发现结果不尽如人意。曾经有一位读者给我打来电话，说她做过药流之后，腰疼得特别厉害，不能躺也不能坐。

王氏女科：从我们临床经验来说，她就是因为在处理小孩儿的过程中，使子宫靠后了，位置不对了，就引起腰疼。再一个就是子宫内膜已经受到创伤了。也就是说药流后的腰疼已经是病了，要赶紧治。可能有的人认为这是正常的，忍一段时间就好了。这是错误的想法，将来就是大隐患。而且好多做药物流产的人，因为处理得不干净，后期还得再做一次刮宫。这样的例子我们临床上看了很多，现在年轻人比较开放，加上流产手段也多，感觉处理问题很容易，结果，有的人做了两次流产以后，再想要孩子，怎么也怀不上了，像这种的情况，治疗的时候，必须要先用中药，把西药的副作用给解除掉。

然后再调整体的气血平衡，使身体恢复正常的状态，才能怀上孩儿。

5. 无痛，就失去了自我保护的机会

田原：无痛人流的问题也已经引起了社会重视，很多报导说，无痛人流不等于无害人流。但为了避免痛苦，仍然有很多人前赴后继。因为无痛人流最大的特点是简单、方便。睡一觉醒来，麻烦已经解决了，回家休息一下，第二天该上班上班，什么都不影响。

王氏女科：无痛人流的危害是相当严重的，一时的痛苦避免了，更深的隐患埋下了。做人流就应该痛，为什么不让她痛？痛也是一种表达，最直接地说，她喊痛，医生就知道我这手重了，要轻一些，她要是不喊，医生也不是她，怎么知道刀深、刀浅呢？手重了，造成伤害了，当时也没人知道。

而且从中医的角度来说，身体有自我保护的功能。《黄帝内经》里有一句话：诸痛痒疮，皆属于心。疼痛感、痒感，都归心神来管理。怎么管理？中医认为心神是身体的"皇帝"，当他的城池受到了攻击，君主就会产生警觉，他必然要想办法去保护受到伤害的这个部位。

人流刮宫的时候，疼痛感直接被传达给心神，身体就会有所警觉，然后自动自发地去激发子宫内膜的自保功能，激发肉体的防御功能，降低伤害。不让她感觉到痛，就是破坏了身体的良性循环。如果一个正常人的痛感迟钝，那么可以想象他的身体是有了问题的。

现在好多人认识不到它的后果，我们临床上看到很多闭经，子宫萎缩，子宫肌瘤等妇科病病人，都有过无痛人流的历史。但是往往这些问题都在做过手术后若干年才出现，那么对于她来说，不大可能联想到今天大出血，痛得死去活来的妇科病是当初那半个小时"无痛"的结果。

田原：现在最大的问题是，不光女人，大家都太依赖和相信现代科学。应该质疑吗？

王氏女科：现代科学有它的好，尤其是手术技术，在紧急关头能救人性命，以

前是没有这些手段的。但是为什么科学这么发达的今天，高泌乳素病、席汉氏综合症比以前倒多了，不孕不育的人也多了？这可以说是现代医学手术技术不断发展的"副作用"。但是人们也要多想一想，被蚊子咬了个包还好几天不消失呢，更何况要在稚嫩的子宫里动刀子？除了对子宫造成伤害，清理不净，还会在子宫里面留有瘀血。

可以说，人流经历，是造成子宫内膜增生、异位，和功能性子宫出血的重要原因，也是生长子宫肌瘤的基础。

子宫是个相对封闭的器官，简单来说，做过手术之后，一方面留在子宫里的瘀血没有清理得很干净，另一方面即便当时做了彻底的清理，也不能防止还有小"伤口"，在往后的日子里"渗血"、"结痂"，日复一日，年复一年，瘀血没办法为身体所吸收，就积累成了肿块儿，肌瘤就出现了。

所以我们说无痛人流的发明弊大于利。

6. 三个月的胎儿才拥有自己的能量罐

田原：对女人来说，流产不只是做出一个选择这么简单，它影响到的是身体机能的整个失衡，甚至导致严重的妇科疾病或不孕。

王氏女科：现在流产的人太多了，有的时候也是很无奈的选择。来我们这儿好多都是有对象了，意外怀孕后，家里不同意，只能用药给处理掉了，结果出血不止，止血后造成月经不畅。

田原：从医生的角度，对没有退路的女性有什么忠告，让她们在不得已选择流产这条路的时候，能尽可能地保护自己？

王氏女科：我们的这个想法可能跟现在的主流观念不太一样，说出来作为一个参考。

现在普遍认为四五十天的时候，做人流最好，但我们不是很认同。因为胎儿在三个月以内，生命力还不够强，子宫适应能力就不好。为了遵守计划生育政策，一定要做人流的，我们建议胎儿三个月以后再做，对子宫内膜的伤害要小得多。

田原：为什么三个月之后的流产对子宫伤害更小？

王氏女科：现代医学也证实了，怀孕头三个月，是胎儿心、脑、肝、肾等重要器官分化和形成的阶段，也就是说，这个时候的胎儿，就像一个刚刚烧制好的泥娃娃，尽管有了初步的形象，但是还没有生命力。所以胎儿在三个月以前，完全要依靠母体的给养，包括热量、营养等等。那么作为母亲来说，她要将很大一部分的能量都用来供应胎儿，也就意味着此时的母体是脆弱易受伤害的。

而等到三个月以后呢？胎儿的脏腑初步形成，尤其是肾脏的形成，使他开始拥有了自己的"能量罐"，母亲的负担就少了很多，她不需要再全力地付出，去培养胎儿了，她又有了相对充足的能量来照顾和保护自己的身体。这个时候再做人流，身体的免疫功能增强，对子宫的伤害也会减到最小。

田原：如果出现流产后的出血怎么办？

王氏女科：傅青主先生的生化汤就能解决相当一部分的流产后出血。这个药称它作"产后万能汤"也不为过，很多正常生产或小产、人流的出血问题，都能靠它解决，过去的妇人，生产之后都要喝这个，它活血化瘀的效果特别好，能促进血液循环，加快新陈代谢，帮助身体清理瘀血，帮助子宫恢复。但是现在很多城市，连生化丸都很难买得到了。这个生化汤还有个顺口溜：当归、川芎、黑姜炭、红花、桃仁、益母草，后面跟着炙甘草。方药组成：全当归 24 克，川芎 9 克，桃仁（去皮尖）6 克，干姜（炮黑）2 克，炙甘草 2 克。用法：一般是从产后第 3 天开始，水煎服，或酌加黄酒同煎。每日 1 剂，分 2 次服。连续服用 3 ～ 7 剂即可。

7. 三种原因勾结，造成女人"被"病

田原：很多女人没有经历过流产，没上过环，也发现了子宫内膜的增生，这要怎么解释？

王氏女科：确实，我们临床上还有将近 50% 的病人，没有用过计划生育的手段，她们的发病原因，与体质因素、家庭环境、性格、饮食、生活习惯等等综合因素都有关系。

实际上，子宫内膜异位、增生，乃至于任何一种疾病，并不能说是由于某一个特定的原因而发病。中国人讲天时、地利、人和，疾病的发生也需要天时、地利、人和，也就是说，只有一个原因，并不足以导致一种结果。

宋代著名医家陈言提出了著名的"三因论"，总结出三种导致人生病的主要原因：内因，外因，不内外因。

内因，就是人的怒、喜、忧、思、悲、恐、惊，这七种情绪因素；外因，是指中医所说的，存在于自然界里的六邪"风、寒、暑、湿、燥、火"，这是环境和气候因素；还有第三个不内外因，意指既不是情绪原因，也不是大环境原因，而是"乃背经常"，就是有背常理的原因，人的命要遵循天道而行，人的每一个呼吸，都符合自然界的"呼吸"节奏，人的气血流动，也都暗合着自然界的大规律，这都是生命的"常理"，只有对于肉身的意外伤害，是不在这个规律之中的。比如饮食不知节制，或者被毒虫咬伤，或者受了外伤等等。

田原：如果说人的生命轨迹，就好像是长途自驾旅行，内因和外因，相当于这一路上必然要经历的风光、风景，这其中既有晴朗的坦途，也必然要遭遇阴雨和崎路，这都是外因。而"不内外因"则相当于遭遇了"车祸"，对身体造成了碰撞和损伤。

王氏女科：可以这样理解，像流产，

就是很典型的"不内外因"。你刚刚问我，为什么没上过环、没做过流产的人，也出现了子宫内膜增生？这是因为"三因"并不是孤立存在的。

比方说，一个女人刚处理了小孩儿，就是刚做过流产。这个时候，普通人都知道这个女人的身体处于一种空虚的状态，元气大伤，气血亏虚，子宫内膜也必然要受到伤害。在这种情况下，正常来说，应该像大产以后的坐月子一样，一段时期内要卧床休息，注意保暖，不能受风，要喝小米粥以养脾胃，把亏失的气血尽可能地补养回来。另外最重要的一点，就是情绪要好，不能受到任何刺激。这样，尽管子宫受到了伤害，也能将伤害降到最低，如果再加上她本身的体质基础就很好，那么她的身体复元的情况就要比别人好得多。

可是现代的妇科医疗技术越来越先进，有无痛人流、药流等等方便手段，很多女人在流产之后，认为自己没有大碍，仍然能够正常工作，正常吃喝，最重要的是，不重视这段时间的心理、情绪变化，会带来什么样的生理变化。

这就要落下病根儿，轻则患上妇科病，重则导致身体素质下降，将来还有很多病会找上门来。

我们的一个病人，刚刚做过流产，因为一些小事儿，跟家里人生气了，大哭一场。结果从她手术之后第二次来月经开始，要么就是不来，要么就是来了月经以后肚子疼，或者淋漓不断，一出血就是二十几天。

如果只是一个健康的人，生个闷气，流些眼泪，可能顶多就是肝气有些郁结，遇到开心的事儿，气一通畅也就没什么了。

但像她这种情况，就是因为上次流产以后，看似不经意的生气、流眼泪，导致了后期的月经病。如果在流产之后，能够好好休养，保持情绪的稳定，后边这些问题可能都不会出现。那么像她这种情况，用三因论来分析，首先她是遭遇了"不内外因"，在身体里，在子宫中留下了"伤痕"，这个时候，当"内因"的情绪产生不好的变化时，马上就会勾结"不内外因"共同作用，导致疾病。

如果她的情绪挺好，没有生气或悲伤，但是因为流产后没有注意休息和保暖，吹了一点风，着了一点凉，对她来说，都可能是致命的打击，今后有可能会落下腰疼、怕冷、容易疲劳等一系列问题，像这种的就属于"不内外因"与"外因"勾结，产生的共同作用。

田原：简单来说，计划生育手段的不当使用，是前期造成发病的一个基础，相当于留下一道"伤口"，相较于没有受过伤害的人，她更容易发病，尤其是某一阶段的情绪遭受打击，"旧伤"加重，引发了后期的一系列疾病？

王氏女科：对的。生理上的伤害是一个基础，一个诱因。

在没有实行计划生育的年代，子宫内膜增生和功血之类的女性病也有。但是过去中医没有现在这么多的病名，就是以出血作为症状，进行治疗。这种情况中医就认为是"百脉空虚"，营卫不和，说白了就是大伤气血了，免疫功能下来了，另外内有瘀血，排不干净，就落下了病根儿。

但是有一点，就是那个年代女人出血的病和现在人的病原因不大一样。那时候发病的一般都是已婚女性。那个时候女人的异常出血，很多都被归为"痨病"，大部分是因为正常生孩儿，或者小产了，引起的子宫内膜的损伤，但是不会像现在这么多，感觉这么普遍。

8. 美丽女孩儿被"冻"出了青春期功血

田原：治疗青春期功血跟成年女性的功血用一样的方子吗？

王氏女科：不一样，发病原因就不一样。从我们的角度来说，成年女性的功血，很多属于虚证，她是肝肾的一种不足。但是青春期功血的女娃娃，一般都在13岁到18岁之间，这个年龄段，主要的发病原因，是因为肝肾不平衡，就不能按虚证去治。

为什么会造成这种失衡呢？首先饮食就失衡了。现在都是独生子女，家里平时娇生惯养，她爱吃的就天天吃，不爱吃的碰都不碰，家长也纵容她挑食。现在的男娃娃、女娃娃都爱吃什么东西呢？冷的、甜的，像冰激凌、麻辣烫、水煮鱼……这些都属于刺激性的食物，对青春期正在发育的身体是一种伤害，尤其是冷食、冷饮，吃喝得太多，热能不足，疾病就来了。

田原：真是英雄所见略同。爱因斯坦还曾经说过，寒冷并不存在，之所以感觉冷，是因为缺少热能。

王氏女科：对呀。我们中医强调幼儿到少年阶段的孩子，属于稚阳之体，是早上七八点钟的太阳，尽管生命力蓬勃，但需要小心呵护。吹空调、低腰裤、露脐装，还有冬天穿薄衣、短裙……都是对正在升发的稚嫩阳气的一种损伤。

简单说就是一个"寒"字，这是女性疾病一个特别需要关注的问题，不管是成年女性，还是青春期的女性。中医讲实证、虚证，也分实寒、虚寒。像女娃娃的月经不调，有的人是经常提前来，不到日子就来了，甚至十多天就来一次，而有的人呢，周期推后，两三个月才来一次，来了以后就不走了，一流血就是十多天……

中医认为，月经提前一般代表热症，推后的一般就是寒症，但是，这是中医治病的一个大前提，再往细了说，通过诊脉，还会发现虚中有热，热中有虚，或者寒又化热……而且呢，青春期的女娃娃，生命状态跟成年人又不一样，在临床辨证的时候，这里面有很多奥妙，就要依靠医生十几年，甚至几十年累积的经验。

比方说，一个十七八岁的小姑娘，月经完不了，到我们这儿，首先要看面相、舌苔。面相看什么呢？看这个小女娃娃言谈举止之间，脾气好不好，是个什么样的性格。有的刚问她两句就哭了，这就属于内向型的女娃娃；有的挺痛快就回答了，明显是外向型的，在治疗和用药的过程中，这些细微的因素也都要考虑进去。所以中医看病，不光是看身体，他要综合去观察、了解很多东西，然后才能对症下药。

再一个就是虚、实两个字，必须要严谨地把握，这两个字太重要了。如果这两个字做不到辨证地去看，掌握不了的话，没法治病。本来就月经完不了的，治了以后月经就更多了。该通的时候必须通，该补的时候必须补，该止的时候必须止，这里头相当奥妙了。我们看了四十多年的病，也不敢说到了一个什么高度。

所以，尽管有的女娃娃，周期过了好几天还不来，她越吃甜的，越吃冷的，反而月经就来了，这种情况，也不能武断地认为她就是热或者是虚，简单地用凉药。但是，总的来讲，现在大部分女娃娃月经不好，都是实证，有寒，所以平时自己在家懂得温热就是一个很好的治疗了，这个温热当然包括衣食住行很多细节呀。就是因为饮食和生活习惯不好，所以说过去出血的病，都是结了婚的女人得，现在女娃娃也有很多出血的病。

田原：经期的绝对规律，一天都不差，是衡量女性健康的标准吗？

王氏女科：也不是。月经提前或者推迟 3～5 天，这个在中医的理论上属于正常范畴，只是她的排卵期有点不太规律。

田原：月经可以说是女人的"生命河"，每个月要泄洪一次，对子宫进行一次灌溉和清理，女人才得以健康。但是现在很多年轻女孩子，月经已经不规律，伴随而来的，可能就是各种妇科疾病。有没有什么简单、安全的方法，能够帮助女孩子们做一个适当的调整？

王氏女科：就是前面说到的那个加味逍遥丸，月经不好的都可以吃。这个药的配伍相当有道理，既不燥又不热，更不寒。它药性温和，能起到一个和解的作用，调节人的气血平和。如果是月经提前的，吃这个就可以，经期错后，肚子疼得厉害，可以配一些艾附暖宫丸，有温暖子宫的作用。

田原：除了加味逍遥丸，作为女人，在生活方式上应该做出什么样的调整，从而避免对子宫的伤害，避免让子宫产生疾病？

王氏女科：最重要的就是流产、生孩儿或月经期，都不要生气和过度劳累。再一个就是在饮食上注意，不要吃冷的、辣的。

9. 出血是身体的自救

田原：现代医学治疗功能性子宫出血以刮宫和补充雌激素为主，往往效果不彰，尤其是刮宫，与医生手法的精细程度和经验密切相关，很多人术后出血不止。在这方面，中医用什么方法？

王氏女科：其实西医的刮宫和补充雌激素，都以止血为目的，这和我们的思路不一样，而且我们祖传的方法可能和很多中医都不一样，像出血出得厉害的情况，我们就认为不能马上给她止血。

田原：为什么？

王氏女科：因为要考虑到病人为什么会出血？是因为身体里有瘀血，出血，是身体自己把瘀血排出来的一种方式。所以我们也要顺应身体的这种需要，她要走出去的东西，必须让她走出去，这个时候一止血，马上就肚子疼，因为瘀血走不出来，就憋在里面。就好像流鼻血的人，以前认为应该仰头，往额头拍冷水，但是这种方法把那个鼻血都逼回去了，就憋得慌，所以现在的方法都是不仰头，让它流，按按鼻子两边的迎香穴，缓解一下就好了。其实也不见得是按迎香穴止了血，大多数流鼻血的人，到一定程度，自己就不流了。

爷爷教过我们一句话，也是中医里很普通的一个道理：通则不痛，痛则不通。瘀血不走，好血不生，好血不通。所以我们治出血，反而先要"助出血"，等把瘀血排干净以后，再用上收缩子宫的药，肚子就不疼了，一般来说，一张处方，吃三天，三副药下去，血就不出了。这三副药就是三步棋，走完三步必须"将军"。

田原：这样说来，子宫的出血现象，也可以看作是身体的一个自救行为，当内膜增生到一定程度，瘀血累积到一定程度，身体就要通过这样一种方式进行"冲刷"，想把瘀血给分崩瓦解，清出身体？

王氏女科：对了。你看那个内膜增生到一定程度，对子宫来说是个负担，毕竟是有很厚重的多余物质，子宫自己就没有劲儿去排解，所以好多人说，我的月经不是不来，反而经常来，一个就十天半个月，为什么这种情况下内膜反而越来越厚了？其实光出血也没有用，该排出来的东西都排不出来。这个时候，用中药去帮它一下，增生的内膜就排出来了，"陈土"出清，慢慢调养，这块"土地"就又能回归到一个良性的循环当中，重新风和日丽。因为活血化瘀也不可能就只活子宫这一块嘛，必然是个全身的工程，既把子宫里的瘀积物质清理了，同时也是对身体机能大循环的一个疏通和调整。

其实我们用的这个"以通治通"方法，就是《黄帝内经》中说到的"塞因塞用，通因通用，必伏其所主，而先其所因"。像我们治这个功能性子宫出血，本来这个人就在出血，我用药还帮你出血，帮你继续通，这就属于通因通用。所谓先其所因，是说不要看表面上的原因，不去管出血的问题，而直捣本质。

就好像前面说到的，出血，相当于水土流失，这个时候就算补上水、添上土了又怎么样呢？一定要找到造成水土流失的根本原因。在功能性子宫出血来说，就是有瘀，有"陈土"，水土流失也是土地的自救行为，它要尽可能地把那些个化肥、盐碱代谢出去，你就帮它更好代谢就好了，当年大禹治水不也用的相同的办法吗？

功血的人为什么会感觉肚子疼？就是因为内膜过厚，内有瘀血，身体要把这些多余的东西排干净。等到瘀血清理干净，就是子宫内膜也清理干净以后，她自己就不疼了，也不用止疼，因为她没有什么好往外排的多余东西了。这就是中医所说的逐瘀生新，是一种疏导。

所以我们看好的功血病人，会让她到医院做 B 超，不是能看到内膜还有没有，还有多厚吗？一般来说，她只要不出血，到医院检查，内膜的厚度也正常了。

有的人会说，这么流血，不是要贫血了吗？其实那个不用怕。因为活血化瘀的药，也有补气的功能。气是"通"的助力，不补气凭什么通呢？这个补进去的气，也是给子宫动力，给肾脏动力。能量充足了，它们自己就把多余的东西给排出来了。当然药物本身也起到了很大辅助作用。

10. 肝、脾、肾是保证免疫功能的铁三角

田原：王氏女科看女性病，更多以调肝为主。是什么原理？

王氏女科：在中医来讲，肝和肾是母子关系，肝属木，肾属水，水能生木。肾为先天之本，是先天给你的能量，这个不好补，硬补也会补出问题来，但是我们呢，可以协调脏腑之间的关系，从我们祖上传下来的大法来说，治疗女人病，包括不孕不育，主要以调整肝脾肾三者的平衡为主，而从调肝入手。

田原：你们认为肝、脾、肾三者的关系正常、协调，人整体的免疫力就没问题？

王氏女科：也可以这么理解，我们认为只要肝脾肾的功能正常，心脏和肺脏就不会有问题。因为五行相生相克，它们之间，天然就有一种互相牵制的关系，而我们呢，就从肝脾肾着手，脾是后天之本，肾是先天之本，这是一个"铁三角"，这个"铁三角"稳定了，人体的其他功能就都能正常、稳定。

再一个呢，不管是炎症还是肌瘤、出血，甚至月经不调，都容易让人觉得恐惧、焦虑，不是总想着身体里有个异物，就想着月经不来，或者来了就不走……凡是有出血症状的病人，见到血块就怕得不行。恐伤肾，她情绪不好，肾脏就要受到进一步的损伤，肾水就更没有能力去涵养肝木，木燥则生火，人就容易烦躁，脾气就更不好。从我们的临床经验上来说，病人情绪不好，连用药的效果都要大打折扣。

相当于什么呢？肾脏这个"妈妈"没有能力照顾好肝脏这个"儿子"，管不住他，结果做"儿子"的，就越来越暴躁，当妈的就越来越累。我们用疏肝的药，就是对"儿子"的一种安抚，"妈妈"的压力和负担就大大减少了，所以说调肝，也是对肾脏的一种涵养。

11. 子宫内膜癌早期迹象

田原：子宫内膜增生的病人，最恐惧的就是发生异变，从临床经验来说，一旦出现恶变，身体上能够发现一些迹象吗？

王氏女科：这个有症状，口苦，肚子疼，阴部疼痛，要往外走脏东西，出现黑的、白的、黄的异样白带，有的还要出一些血，有异味儿，这些症状就表明开始发生变化了，身体已经给出恶变的信号了。一旦性质变了，从体征上发现有恶变的迹象，或者病人做B超，确诊是恶性的，我们就不看了，这就属于癌症治疗的领域了，我们就不介入了。

但是呢，我们可以给她打"预防针"，在治疗的过程当中，就会加入抗癌的中药，经常用的就是七叶一枝花，也叫七叶莲，能有效地预防恶变。病人在我们这儿治好了以后，月经正常了，这就没事儿了，不会再发展。只要她自己注意在生活中和饮食习惯上进行调整，以后也不会再犯同样的病。

田原：在你们这代人临床医病的四十多年当中，大概治疗过多少例子宫内膜增生的患者，治愈率怎么样，做过统计吗？

王氏女科：具体看过多少例没有统计，治愈率不敢说100%，但是最低能达到90%以上。这类疾病发病率很高，我们临床上治疗过的女性患者，可以说有50%都是这类问题，包括青春期的功血。

12. 好女人，逍遥才美

田原：你们看女性病，强调情绪的重要性，注重人的性格、细微的情绪变化，对疾病产生的潜移默化的影响。

王氏女科：对。一个病人来了，我们先从面相上、聊天中，看看这个人的脾气。大多数时候，跟病人聊天的过程当中，应该怎么治疗，脑子里就有大概的方案了，号脉就只作为一个参考，一个对治疗思路的验证，或者再进一步看看还有没有其他特殊的疾病。

从我们的临床经验来说，不管是囊肿、肌瘤、内膜增生、异位，还是流产后的出血等等女性病，都跟现在女性现在的饮食习惯和情绪、压力有关，临床经验告诉我们，都是经常生气，压力过大，不注意情绪的调整造成的。

所以我们治女人病，重用逍遥散，这个是中医里非常经典的疏肝药，治疗女性疾病，可以它为基础方进行加减。现在女性都可以吃一些加味逍遥散，每天吃一次，它跟逍遥散原方的不同，就是里头多加了一味生姜。这个也有成药，就是加味逍遥丸，对于调整体质和情绪状态，都有好处。

田原：加味逍遥丸什么样的女人都适合吃吗？

王氏女科：特别适合生活节奏快，压力大，或者自己觉得脾气不好，内心总有压抑感的人吃。老话说"十女九逍遥"，有炎症，内膜增生等等子宫问题的女人都可以吃一些。当然，找个有经验的中医帮你看一下更好。

13. "被现代化"的女人，透支了生命之气

田原：现在女性疾病的早发、多发，更多跟她的生活方式、生活环境有关，比如经常喜欢吃辣的、甜的……

王氏女科：这是一方面，还有一点被人们忽略的，就是现在的食物大多都是人工培育的，用化肥浇灌出来的。化肥做什么用？压榨土地的潜力，逼着它干活儿。老人讲土地是有地气儿的，慢慢的这块地累了，干不动了，就成了盐碱地，啥都种不出来，因为它被压榨过度，地气儿就弱了。这么种出来的农作物，吃进肚子里，无形当中，就把现在人的体质都改变了，现代人什么都能吃到，但是身体素质，还不如以前的人。土地有地气，人也有肾气，这都是生命之气。

田原：很多中医人说，现在的孩子个子越来越高，脾胃越来越弱，这些孩子们都是被农药、化肥"喂"大的，表现上看来强壮了，其实是生命之气的一种过早透支。

王氏女科：就是这个理儿。现代女人的生命之气，也在不断透支。尽管女人在外形上柔弱、温和，但是天地赋予了女人繁衍、延续生命的条件和能量，当女人的这种能量被不合理的饮食，人流等等因素透支了，女人的"小宇宙"就要出问题，气候、土壤都出问题了。换句话说，女人把天赋生孩子的劲儿，都使到别的地方去了，最终导致的，不仅仅是不孕不育，还有对自身的伤害。

现在的女人透支过度、饮食不合理、频繁做人流，加上工作压力也大，既要处理家事，又要面对外界，情绪总是处于烦躁、焦虑当中，还有就是婚前性行为等等因素，都导致现在的女人病，比过去要复杂得多。

所以我们说上一代的人，包括父亲、爷爷那一代，如果用他们的那个老方子来治，不一定治得好，因为现在大的环境改变了。但是，我们祖先留下的老处方临床治病还是要用的，只是在古方的基础上，针对现在人的体质，我们还要视情况进行加减。中医认为不同人的不同体质、不同性格，在不同地域生活等等因素，都会让疾病产生很复杂的变化，女人病也包括在其中。因此中医强调辨证，不管是诊病还是用药，都必须先有抽丝剥茧的分析过程，所以即使是家传的古方，在临床上应用的时候，都要思考着用，有选择地用，有针对性地用。

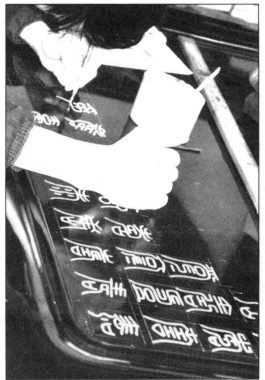

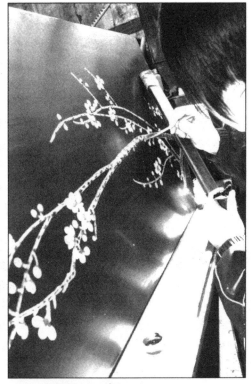

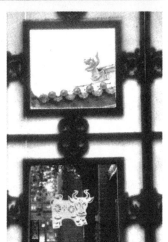

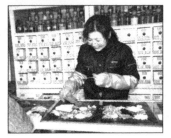

1	2
3	4

图 1、2 平遥推光漆画
图 3 古城建筑局部
图 4 介休药房

现代女人病三点归因

1. 阳气不足:

过食冷饮、熬夜、劳累、过用空调、不注意保暖等问题,造成了女人缺少"温暖"的大时代背景。

2. 情绪变化:

对情绪缺少关注或者不在意细微情绪变化,导引了疾病走向,从无病到有病、从小病到大病。现代医学正逐步认识到女性特有的器官是"情感器官",也是"压力器官",现在不断增多的女科病,如月经不调和子宫肌瘤等,都与患者长期心情不爽有关。临床证实,情绪变化对内分泌有一定影响,能直接影响雌激素的分泌。

3. 被现代化:

农药、化肥等压榨地力的人工化合物,通过食物链进入身体同样透支生命之气。
频繁流产伤害子宫,造成不孕、子宫疾病等女性现代病。
这是一个为新女性准备的时代,它高速、拥挤、炫目,表面上提供了无限的机会和可能,数百年来,中国女性也从未像今天这样,以最自由、潇洒的方式,在多个领域与男人们同台PK。但是大多数人忽略了,作为女人,其生理和心理结构的特殊性,未必能够承载巨大的压力和对身心的过度损耗。

相关链接

妇科病,成为婚姻中的最"雷"第三者

四个月前,李玲和结婚十年的丈夫办了离婚手续,原因是李玲查出子宫内膜异位症,除了流血和痛经,与丈夫同房也会出现疼痛。丈夫再也受不了和李玲三年多形同"无性"的婚姻,在"轨道"外面寻觅了另一段漂亮、诱惑的情感。

这对夫妻连七年之痒都熬过去了,偏偏没经得住妇科病的打击。李玲在她的博客上说:我要离婚了,带着一颗破碎的心和一身的妇科病。

便捷的子宫切除术

一位网友在网络上发布了子宫摘除手术过程的视频,并用大量文字试图说明女性器官与其情绪、健康、衰老等方面密切相关。文中记录了周遭的同学、朋友乃至他们的亲人在发现子宫肌瘤后,在并不确定是否会癌变的情况下,接受医生的建议,摘除子宫后所产生的种种情绪失控和家庭悲剧。

医生通过腹腔镜,将冰凉的、银色的摘除工具探入女人的腹腔,并像建筑工地的工人们一样,开动钻头,透射子宫,切断子宫与身体相连接的每一个部分。这一过程,因为麻醉,病人几乎毫无痛苦,伤口复元之后,病人一心期待没有恐惧的生活重新到来,却发现盗汗等一系列更年期症状开始出现,情绪不受掌控,莫名的伤感和空洞,如同腹腔里的空巢……

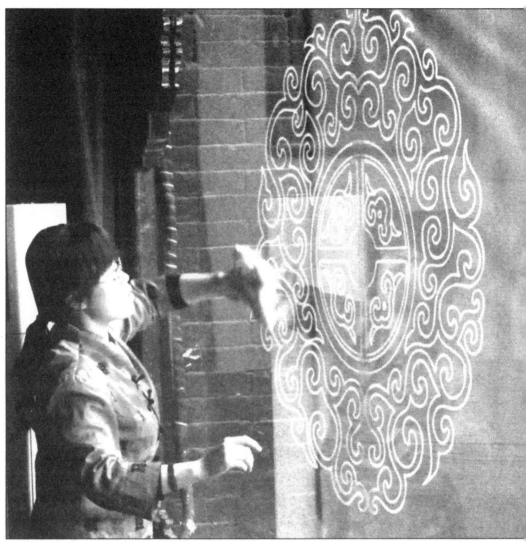

平遥街头即景

平生不识傅青主 纵做女人也枉然

柔情侠医傅青主

无论是哪个年代，作为女人，你应该识得傅青主！作为女人，你可识得傅青主？

他是一个男人，也是一个生于300多年前的女科大夫。26岁时，他遭受了爱妻过世的沉重打击，之后终生未娶，与独子相依为命，并在明朝消亡之后，入观为道。

爱妻的离世，让傅青主一生不能释怀。不知道从什么时候起，这个文韬武略、琴棋书画无有不通的英俊少年，习得了医术，尤其精于医治生病的女人。他还将毕生的经验写成《傅青主女科》留传后世，书中记载了包括白带病、出血病、月经病、不孕、妊娠病等女性疾病的病因、症状及治疗方法，几乎囊括了现在女性的所有常见病，成为经典之著，是中医大夫们的必读之书。书中还记载了众多方剂，至今仍然被应用于妇科病的临床治疗，疗效显验，甚至能够解决现代医学尚没有办法应对的妇科难题。

时间走过300多年，他的身影一度出现在徐克导演的《七剑下天山》中，银幕上的形象尽管也是个侠义肝胆的汉子，却少了真人骨子里的那份"苦于情重"。也许，正是他把对妻子的病情绝爱，揉进了医术与方药之中，才使得傅氏女科经久不衰。

他以一个男人的身份，通过中医、中药这样的形式，通过他的《傅青主女科》，永生永世地拯救着因为疾病而身陷囹圄的中国女人。

傅青主小传

傅青主（1607～1684）本名傅青主，字青竹，后改字青主，阳曲（今山西省太原市尖草坪区向阳镇西村）人，清初著名学者，哲学、医学、儒学、佛学、诗歌、书法、绘画、金石、武术、考据等无所不通。世人评之：字不如其诗，诗不如其画，画不如其医，医不如其人。

他与顾炎武、黄宗羲、王夫之、李颙、颜元一起被梁启超称为"清初六大师"。康熙帝曾授予他中书舍人的官职，被其推脱，并终生拒绝与清朝合作，终老林泉。文哲武学皆有专著，医学方面更著有《傅青主女科》、《傅青主男科》等传世之作，被时人称为"医圣"。其中，《傅青主女科》方剂，大多由他原创，其理论和方剂，至今仍被广泛应用于妇科医疗领域，可谓"为人不识傅青主，纵是中医也枉然"。

王氏女科与傅青主

说起王氏女科与傅青主的缘份，很难追溯具体时间。

王氏女科起源于宋朝，到了清朝，在治疗女人病方面已经很有名声，最著名的典故，要数明朝晋王妃怀孕的时候，头昏、呕吐、乳房疼痛，不能进食，许多医生不敢入药，怕伤了将来的小王爷。王府的用人们，辗转请来了当时在民间小有名声的王氏传人，用三剂汤药医好了王妃的不适。晋王为了答谢他，允许当时王氏定居的陡道沟从此不交赋税，后将陡道沟改名为"免交沟"，百姓为了感激王氏，称他为"大明良医"。直到清朝末年，人们才取了谐音，改成了今天的"麦荞沟"。

再后来，王氏传人与傅青主相识了。大概是医治女人病的大夫，内心里都多了几许情重，俩人一见如故，时常把盏切磋医技。渐渐地，王氏在临床医病的时候，大量借鉴傅氏的论点和方剂，并在将王氏医术、药方传与后代的同时，也用口传的方式，将傅氏之法、之方药一代代传承了下来，王氏后代拜傅青主为师祖，世代供奉他的塑像，被世人认定是傅氏女科正统传人。

王氏女科家族变迁

王氏家谱、碑文记载：我族王姓，本商朝比干丞相之后，世居太原琅雅二郡。唐宋以来，"避乱迭迁，族繁难以备考"。始祖王厚，原是宋朝名医，迁居山西平遥东泉镇，为泉乐里三甲中人，王氏女科，自此医道家传不断——

始祖王厚：宋朝医家，始创王氏女科。

第四代传人王时亨：宋朝进士，也是颇有名望的中医女科医生。

第八代传人王士能：因给晋王妃医疾有功，晋王勒赐"龙衣"，并封王氏女科为"历代良医"，并将其家乡住地麦荞沟改为免荞沟（即免征当地一切地税钱粮）。

第十二代传人王伯辉：明代皇帝赞其"世承先代医人"。

第二十代传人王笃生：为王氏女科的重要继承人之一，后传："吾祖王笃生，女科一医精，至今二十世，后世遵道行。"

第二十六代传人王裕普：山西四大名医之一，自幼残疾，人称"妇科神手"，曾任三届政协委员。新中国成立之前，其精湛技术已誉满三晋，因响应政府号召，1952 年结束了个人行医活动，参加了"道虎壁联合诊疗所"医疗工作。1958 年成立了以道虎壁王氏女科族人为主的"平遥县中医女科医院"，是院中的骨干医生。1960 年妇科医院与县人民医院合并后，他是医院中医妇科唯一的主治医生。

第二十七代传人王培尧，王裕普第三个儿子。王培尧（1936.1--1982.12），自幼天资聪慧，幼承庭训，勤学钻研，十五岁起（1951年）开始治病救人。1958年，在山西省平遥县政府街创办了山西省首家中医女科医院，暨：山西省平遥县道虎壁中医女科医院，誉满三晋大地。

第二十八代传人王楷明、王楷亮、王华、王阳即是王培尧之子，王氏女科。

现第二十九代传人：王大兴，昆明医科大学附属医院医生

王　浩，任职山西中医学院，山西省中西医结合医院

王嘉兴，复旦大学附属上海医院博士研究生

王高兴，北京中医药大学研究生在读

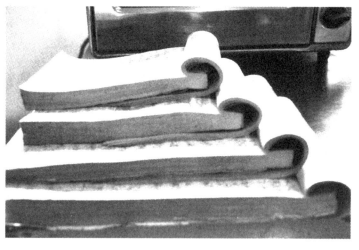

王氏女科医案

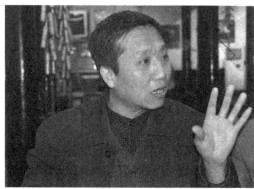

王华

王阳

80 后的祖传中医

王氏女科第 29 代传人王浩回忆录

灯下提笔，思绪万千，因为这样的自叙还是第一次，第一次写自己所走过的路，所经过的事，第一次记录我和父辈们的故事。

回忆一：

儿时，总能听到街坊邻居这样介绍我："先生家的儿子"。一直也不明白，直到初中学了鲁迅先生的文章，才明白不仅老师是先生，医生在过去也被称为先生。

儿时，也不知什么是"祖传"，因为 80 后的这一代，提及"祖传"二字，甚至会让别人嗤鼻。更不理解，为什么每天放学之后，一定要背诵《药性歌诀四百味》，甚至还要挨打！

儿时，在记忆中，爸爸每天都是在低着头写药方，每天都是在给各种不同性别，年龄，身份，打扮的人看病。而且女人偏多，经常听到月经，大小便，肾虚，脾虚等等生理和病理名词，直到上了初中学了生理课，才隐约感觉到我所背诵药性当中所提到的"经"字的含义。

儿时，在逢年过节，或者我的寒暑假，回到故乡平遥，也是同样的场景，"刺鼻"的中药味，来来往往的病人，以及熟悉的生理病理名词……很朦胧，很淡然，觉得这些好像与我没有什么关系，这种意识模糊的思维一直延续到我高考之后。

回忆二：

我的大学是在山西中医学院度过的，至今我仍然在这里工作和学习。大二的第二个学期，有一天突然感觉自己身上发冷，嗓子痛得连喝水都觉得困难，而且高热不退，甚至还有呕吐。因为自己是中医学院的学生，所以就去附属医院看病，说实话，心里很抵触医院，因为第一次离开家，以前在家有这些病痛，都是父母给我吃些药就好了。

当时附属医院的一位老师给我开了一些药以后，很直接地告诉我，把扁桃体切掉，我听完后拿着他的处方就坐上了回家的长途汽车，一进门，爸爸抬头看了我一眼，说你这次病得比较明显，并且问我嗓子什么感觉？口苦不苦？怕不怕冷？边说边拿着砂锅在药房很熟练地在药斗子里用手抓了几味中药，告诉我说去切一截葱白。第一碗药下去，可以喝水了，而且身上明显感觉不冷了，第二碗药下去，晚饭吃得很香，次日早晨，喝了第三碗药，我坐上了返校的长途汽车。

这对我是一次不大不小的触动……难道，爸爸的药真的这么灵？？

回忆三：

即将要大学毕业的时候，本身是学中医专业的我，仍然没有给自己一个准确的定位，自己真的是要从事这个祖辈们都在做的行业吗？正踟蹰的时候，有一个留校工作的机会，我就这样开始工作了。

2005 年，夏天，学校的一位怀孕的女同事，第二次在怀胎 45 天左右流产。某天下午她找到了我，她听说平遥一带有一家人专门从事中医女科，尤其对胎前产后有独到的见解与疗效，我随口告诉她家里的地址与电话。12 月的一天，这位同事泪流满面地找到我，说我在他们家立了一大功！我说怎么回事？她说因为我父亲给她保胎、安胎，这个孩子终于活了下来，此时她已有四个多月身孕，并于 2006 年 5 月底顺利产下一 7 斤左右的男婴。

这件事对我撼动颇深，似乎才意识到，我的家族，传承了几百年的王氏女科，确实是有真功夫的。是不是正应了那句古诗"不识庐山真面目，只因身在此山中"？

犹记得刚上大学那会儿，对于中医的那种迷茫感让我沮丧。明明知道中医有疗效，有时甚至是神效，而自己也曾经是中医的受益者，但如何辨证、怎样开方、用药多少，在学习了许多中医课程并临床实习过后，仍不是很清楚。也曾在寒暑假时，亲朋邻居找我来看病，我把中医道理说得还算清楚，西医道理也还算说得明白，可一到开方用药时就茫然不知所措，心里打鼓。先不说选方对错，就是每味药的用量就不确定。努力回想中药方剂书上的常用量，可如果常用量是 10 ~ 30 克，我到底该用多少克呢？结果十有八九药不奏效。几次下来，不但别人对我没了信心，我自己也失去了信心。我想这是很多中医本科生曾经、现在和将来所面对的问题。

学习中医没有临床实践，没有跟师学习是学不好的，最起码药的剂量、加减变化就无从掌握。在我看来，很多本科生毕业后转了行，做了药品销售代表，或者做了其他行业，甚至在考研时就转投了西医或其他热门专业，是因为缺少了一种"免疫力"。很幸运，我有这样一个家族，有这样一种资源，使我在"母乳"的喂养下，得到了别人得不到的"免疫力"，这种"免疫力"是年轻的中医人所必需的。中医学生要想取得对中医的信心，要想自己有底气，就得多多临床，多多实践。中医的信心从何而来？就是从实践中来。

经历了诸多想法和诸多做法的我，终于回归到了这份家业的轨道上来。也许是从小的耳濡目染，也许是家庭的熏陶，更重要的是我接受的中医学院高等教育，使得我回到这个轨道上没有费力，但越是去学，越觉得自己很匮乏，越觉得自己的功底还不够扎实；但是，独立医治病人，并取得疗效时的那种喜悦与满足，却仍然给了我信心和勇气，在这条中医路上一直走下去。

王浩，公元 2009 年，国庆，夜。

（本专题责任编校：吴　佳）

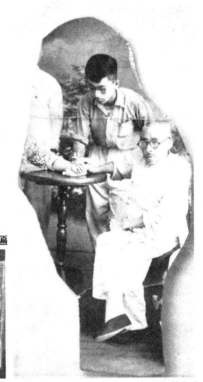

王裕普先生

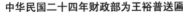
中华民国二十四年财政部为王裕普送匾

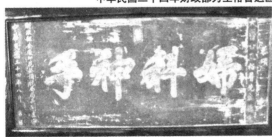

山头·山音　网站

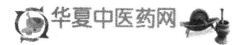

（14909人）

中医药知识聚合门户

　　一个关注中医药方方面面知识、形势的门户网站，开设书籍连载、杂志阅读、资料下载、名中医集、中医药基础、专业研究、市场分析、中药数据库、商务供求、寻医问药、视频及中医药专题等栏目。

　　网址 http://www.zyy123.com/

中国中医论坛

（84759人）

致力于建成中医人的网上家园
定位于中医学术交流
上万名中医专家为患者免费提供中医在线咨询
设有中医互助学习栏目——远志中医学堂

　　一个面向中医从业人员、中医爱好者及患者的网站，亮点是注重中医学推广，突出"思考中医"探讨，并为"求学问道者"开设免费学习中医（不限专业、水平）的远志中医学堂，定期开课。

　　网址 http://www.zhongyi.cc/

华夏中医

（14101人）

让中国人都来了解中医
让更多人能受益于中医

　　传统气息浓郁、秉承中医"整体观"传播中医的网站，开设大医精要、资源中心、系统中医、医网集锦、隐世医术和交流论坛几大板块，注重名家、经典、经方的学术探讨。

　　网址 http://www.98800.net/

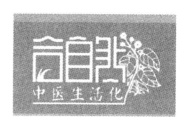

岐黄通大道，行止合自然

　　合自然是一个传播中医生活化的地方，致力于推广中医之道，让每个人生活得更美好。和其他中医传播者稍稍不同的是，他们觉得中医可以更加时尚生动有趣，而不仅仅是古书药方和白胡子。

　　网址 http://www.heziran.com/

以泻为补，通养全身

现代"喜来乐"董有本和祖传药丸的秘密

主题说明

拉肚子能医病？还能治癌？这是天方夜谭，还是奇招妙方？在中医的经典古籍里面能否找到理论出处？

在国家中医药管理局一位朋友的引荐下，我们开始采访董有本，更准确地说是开始研究他。

……

对话董有本现场

之一 / 打开中医偏方的保险柜
之二 / 轻了是炎症，重了是癌症
之三 / 肝癌生成法：男人的酒，女人的气
之四 / 从生活细节里淘长寿宝

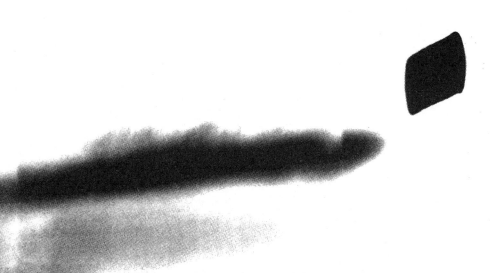

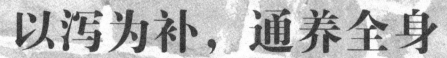

以泻为补，通养全身

现代"喜来乐"董有本和祖传药丸的秘密

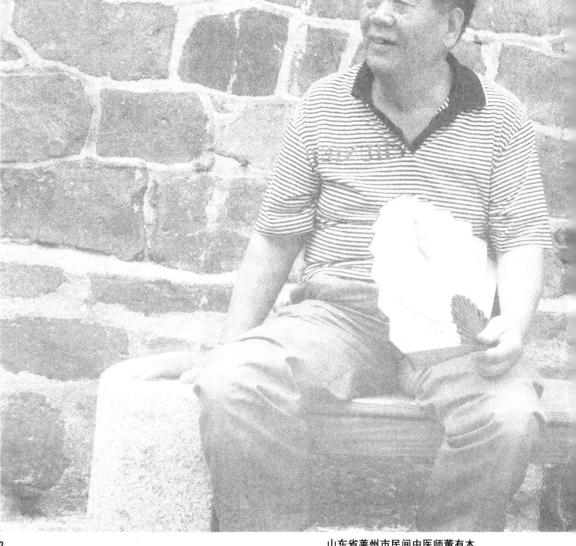

山东省莱州市民间中医师董有本

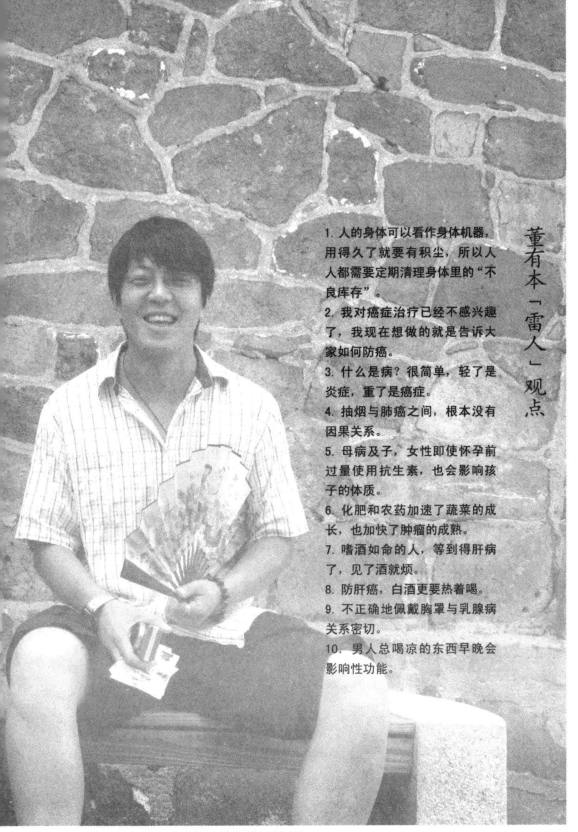

董有本「雷人」观点

1. 人的身体可以看作身体机器，用得久了就要有积尘，所以人人都需要定期清理身体里的"不良库存"。

2. 我对癌症治疗已经不感兴趣了，我现在想做的就是告诉大家如何防癌。

3. 什么是病？很简单，轻了是炎症，重了是癌症。

4. 抽烟与肺癌之间，根本没有因果关系。

5. 母病及子，女性即使怀孕前过量使用抗生素，也会影响孩子的体质。

6. 化肥和农药加速了蔬菜的成长，也加快了肿瘤的成熟。

7. 嗜酒如命的人，等到得肝病了，见了酒就烦。

8. 防肝癌，白酒更要热着喝。

9. 不正确地佩戴胸罩与乳腺病关系密切。

10. 男人总喝凉的东西早晚会影响性功能。

董有本医术继承人董俊海

主题说明

董有本和他的"中华蝎尾肿瘤丸",对于很多人来说,是一个不容易解开的谜。

董有本和他的"中华蝎尾肿瘤丸",对于跟在他身边的癌症患者来说,却是实实在在的大医和良药。

拉肚子能医病?还能治癌?这是天方夜谭,还是奇招妙方?在中医的经典古籍里面能否找到理论出处?

在国家中医药管理局行政处的一位朋友的引荐下,我们开始采访董有本,更准确地说是开始研究他。

董有本,一个普通的民间中医师,被熟悉他的人称作"现代喜来乐"。因为他憨朴,爱笑,更因为他在大病、重病面前毫不畏惧,且能力挽狂澜。

他出名,除了在临床上治疗以癌症为主的疑难杂病颇有疗效,更多的,是他给大多数病人配制的神秘药丸——"中华蝎尾肿瘤丸"。这些棕黄色的小丸子,羊粪蛋大小,配方保密,病人但服一粒,胃肠中就有如一台洗衣机,打转,甩干,再打转,再甩干,然后通体轻松。平人,就是健康人服用后则没有什么反应。所以这个过程中有人疼痛如绞,有人轻微疼痛,有人没有什么反应。病越重疼痛越重。相同的是,多数人都会随着水便,泻下许多黑色、黄色的"陈年杂物"。按照董有本的医理:宿垢不除,清阳不升,这些垃圾是导致身体出现问题的罪魁祸首。简单说,就是排毒,把身体里不好的东西通过排便的方式清出体外,身体里面干净了,"病"就没有了温床。

真的这样简单吗?

"人体内,轻了是炎症,重了就是癌症!"董有本掷地有声。

人物档案

　　董有本，男，1942年出生，山东省莱州市北五里中医诊所主治医师，从医40多年，从事肿瘤研究30多年。其发明的"中华蝎尾肿瘤丸"特效药物，获国家专利（专利号：ZL97120965.0）。中华蝎尾肿瘤丸及其制作方法连续二届被评为全国专利技术新产品交易会金奖，并获新加坡传统医药针灸医学学术交流大会突出贡献奖。

　　该药为纯中药制剂，经黑龙江中医药大学"小白鼠"毒理学实验评定：安全，无毒。

关键词解释

　　中医"下法"为中医治病八法，即"汗、吐、下、和、温、清、消、补"其中的一种，它的原理是荡涤脏腑中所产生的痰、瘀、毒、热等有形或无形的有害物质，简单来说，是对身体环境的一种"清扫"，并最终通过二便排出体外，以达到气机通畅，祛邪扶正的目的。单就中医下法而论，又包括寒下、温下、润下、逐水等：

　　1. 寒下代表方剂，《伤寒论》所载大承气汤、大陷胸汤，以泻下热结为主。

　　2. 温下代表方剂，《金匮要略》所载大黄附子汤、三物备急丸，以温经散寒为主。

　　3. 润下代表方剂，《伤寒论》所载麻子仁丸，以润肠通便为主。

　　4. 逐水代表方剂，十枣汤、舟车丸，分别出自《伤寒论》和《丹溪心法》。此法多用于治疗水肿、肿胀等水湿积聚的实证。

　　以上诸方仅供参考，临床使用又有先祛邪后扶正，或攻补兼备的组合用法，需要临床辨证使用。

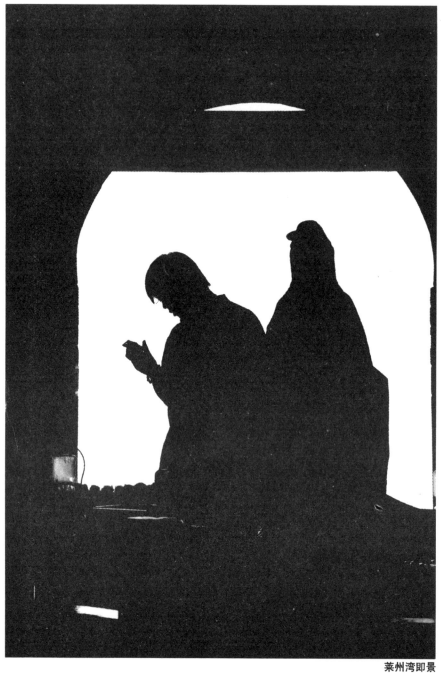

莱州湾即景

对话董有本现场

时间：2010 年 7 月 2 日～6 日
地点：山东莱州，董有本中医诊所
参加人员：
主持人田原
策划人、摄影师
董有本夫妇，董俊海夫妇
患者若干

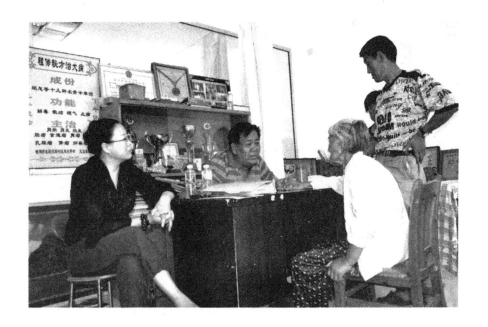

之一
打开中医偏方的保险柜

秘方或者偏方，这两个词对于很多中国人来说很熟悉。

秘方或者偏方，在今天科学引领生活的时代有些落寞，但也凸显水深。

也许可以换个角度来想，所谓秘方或者偏方，极有可能是某个家族的"医学"一脉单传，继而年代更迭，久藏不露，所剩无几且无人说明。最后只能因为秘而不宣，被形容为秘方，或者偏方。著名医书《四圣心源》作者黄元御在开篇写道："慨自越人、仲景而后，秘典弗著，至教无传……"也许多少是些端倪。

云南白药，是国家级的秘方，疗效显著，无人质疑。而在广袤的民间，似乎"潜伏"着更多的民间秘方，疗疾温苦。但是，这些秘方良莠不清，谁来辨识？国家科研机构还是民众病以验之？最终这些秘方，只能游走民间，在真假虚实中流转，亦正亦邪。

这个专题采访，在后来的写作过程中，让我们有些困惑。因为秘方、偏方这两个词汇不好定性；因为董有本实话实说，基本不把《黄帝内经》当靠山；因为董有本用秘方治疗癌症；更因为他是"非主流"中医。

山东莱州。

三十多年前，董有本似金庸笔下的男主角，身患癌症，骨瘦如柴，因平时素结善缘，得遇高人所赠"秘方"，几个回合，从癌魔手中死里逃生。从此，将全部精力都用于搜集、研究民间秘方。经过缜密筛选，再做自我实验，进而应用于临床治疗疑难杂病。光阴似水，这一晃，就是三十几年，今年69岁的董有本，救人无数，也带来了自己与众不同的中医人生，悟出了独特的道与术。

三十多年至今，董有本深爱秘方、深爱中医溢于言表，亦更加深爱中国文化。他像所有纯正的中医人一样，希望从临床疗效走向更为广阔的舞台，以医言理，以文传道，以此点亮更多混沌的生命之旅。

在董有本家里，有一个保险柜，保险柜上的数字旋转，对准，发出细微的咔哒声，柜门开启，也缓缓展开了一部分中医历史碎片。保险柜里摆满了泛黄的古书，有些已经残破，缺页、少字，有些书的边缘，还留有被老鼠啃食过的痕迹。董有本小心翼翼地取出书来，一本本平摊在桌上。这些旧纸，带着久远的味道，发散开来。

这些古书，是董有本几十年搜集得来的，本应在无数个家族代代相传的珍宝，因为历史原因被变卖、丢弃。这些书稿，有的字迹隽永，相当讲究；有的字旁有注解，似乎可以感受那个读医书人的心境；有的密密麻麻，充满玄机，让人不忍弃手……这些书，散发着自然而然的温暖，其中最早的古本，可以追溯到明代。这些古书，董有本全部琢磨过，是他学习、研究中医最好的路径，也是他的强大资本与后盾。

这些罕见的中医古本、孤本、偏方、秘方，改变了董有本的一生，用董有本的话说，这些古书"价值连城"，已经没法用金钱衡量。他们的价值之大，因为有巨大的研究空间；他们价值之大，因为蕴藏了老祖宗的超凡智慧。在字里行间，永远深藏着关于中医的解码，自然的神秘，生命的真谛！

有缘人和有心人方能破解……

这个时候，我们不能把这些东西简单看作秘方或者偏方，如果想简单，就换个思维，我们不妨将它们看作武林人争相寻求的"武功秘籍"。

1. 生死边缘遭遇秘方

田原：这些年搜集了多少秘方的书？

董有本：不多，将近一百本。最远呢，是明代的医书。不过这些可能都是孤本了，很难再找到了。我现在不管逛书摊还是书店，只要看见偏方或者秘方两个字的书都要停下研究一番，可惜，都不是真正的东西了。

田原：和学院派的专家不同，民间的医者有各自不同的入门之道，而对于你来说，秘方是开启中医智慧的法门。

董有本：对。因为什么呢？我30来岁的时候得了胰腺癌，早前我家好些人，不到60岁就都走了。我爷爷不到60岁走了，我都没有见过他，我叔叔59岁，查出胃癌，我父亲也是50来岁就死了，他当时得的痨病，相当于现在的结核病。等于这个家族没有长寿之人啊。癌症不传染，但是它遗传。

田原：后来发现自己也得了胰腺癌……

董有本：三十几岁的时候，眼看着就要延续家族的命运。那时候呢，就是吃饭吃不了，吃了就要吐，吃一点儿都难受。喝点儿粥都要熬得跟稀水一样，才能喝一点儿，然后腹部有明显的硬块儿，到医院一查，确诊是胰腺癌。

田原：那时候学中医了吗？

董有本：没学中医，那时候我是个赤脚医生，就是给病人打个针，看个小病什么的。当时我得了这个病，看了好多医生都治不了，连日本药我都吃过，都没有用。治到最后，根本不见好转，大夫实在没办法了，说你回家吧。

后来我这个秘方是怎么来的呢？是一个老头儿告诉我的，那时候不是搞西医嘛，就经常给他看个感冒之类的小病，打个针什么的。我们来往还挺好，我也实在人。他看我生病了这么痛苦，就说，我给你一个祖传的秘方，你吃了以后好就好，不好就不好了。

田原：他有祖传秘方，为什么还要找你这个西医治病？

董有本：他不懂医，就是个老师，家里有个祖传的方子。我说什么秘方？他说专门治拉肚子和胃病的。他们家不只这一个秘方，他还有一个什么呢，过去被土匪打枪打到腿上，就在中子弹的地方贴自制的膏药，就能把子弹给拔出来，可惜这个方子失传了。那时候我对他也挺好，有时候还给他送饭，相处时间长了，就有感情了，要不然他也不会把方子给我。

田原：他知道你得的什么病吗？

董有本：不知道，他就知道这个药能治胃疼、拉肚子。胰腺癌呢，本身就有个腹泻的症状，有的人是长期地慢性腹泻，他不在意，结果时间一长，严重了，到医院一看，胰腺癌。

田原：结果这个秘方救了你的命。

董有本：对，而且见效很快。

田原：能说说这个秘方都有什么药吗？

董有本：有人参，黄连，半枝莲，蝎子尾等几味中药，不能全说出来，嘿嘿。

田原：药吃了以后什么反应呢？

董有本：拉得更厉害了。他给我药的时候就跟我说过，说你吃这个药要遭点儿罪。结果回家配好药，刚吃上第一付，肚子就疼得要命，就像有股力量把什么东西都给攥到肚子这儿了，能听到那个肠子的鸣叫声，接着过了几个小时就跑厕所大便，先是成形的，后来就水了，便出一大堆

东西，白的、黑的，那天晚上就跑了20多趟厕所。当时我心想，哪儿来这么多东西？但也奇怪，便完之后也没有虚脱的感觉，反而还感觉身上特轻松。吃到第10天的时候，我一按那个肚子上的肿块软了、小了，原来特别大，刚硬。药吃了一个月，就能吃馒头了，之后就接着吃，吃一次好一次，吃到第三、第四个月，越来越好，脸色也有人样了。我家没人活到60岁的，但是我今年69岁了，死不了了。

田原：到医院检查了吗？

董有本：检查了，肿瘤消失了，吃饭什么的也跟正常人一样了。从这以后，我就发誓要学中医，要不然我今天不会完全放弃了西医那一套，做中医。也就对秘方上瘾了。

从我自己的这个事上，以后我就对秘方特感兴趣，到处去找这样的书，找到好的毫不犹豫就买回来，不管多少钱都买。我现在治病的这十几个方子，就有当初那个老头儿的秘方，还有我研究的其他秘方，综合而成的。

田原：这些书里这么多方子，你用什么来判断秘方的真伪和疗效呢？

董有本：说实话，我不是中医科班出身的人，说我有多么深的理论基础那是假话，但是，怎样判断秘方的真伪，我有自己的感觉，首先我会确定我想治疗哪类疾病，然后有针对性地研究那些方子，比如我现在用来治疗癌症的方子，就是这么摸索出来的。

田原：我听说你经常拿自己做人体实验，还把自己试晕过去了。

董有本：我的方子都得我先吃，先做

安全和毒理实验，不然给别人吃坏了怎么办？晕过去那次，是后来我研究治疗肺癌的药，那时候我的药已经研究出来了几种，能治很多病了，就是治不了肺癌，我就研究它。后来我认为要治肺癌就得先止疼，就又改方子。结果有一次试药的时候就晕过去了，我本来准备好解药的，也没来得及吃。后来是我儿子把解药给我吃上，才缓过来了。不只我吃，我给我们家猪、狗、鸡都吃。

田原：这也是动物实验啊。（笑）它们吃了什么感觉？

董有本：也是拉肚子，没什么特别的感觉，便完就又蹦蹦跳跳，没事儿。我的病人里，最小的癌症病人才六个月大，也是用这个办法给他治，吃完半个小时以后，孩子就开始拉肚子，然后就在他妈妈的怀里睡着了。

田原：记得采访中医名家聂惠民教授

的时候，她含着眼泪说：没有张仲景就没有她今天的事业，她这一辈子都守着张仲景的《伤寒论》；山西王氏女科则把《傅青主女科》奉若神明。这是因为他们体会并理解了这些经典，所以深爱着，这份情感难以言说。应该说，除去殿堂之上的经典，闪烁在民间的瑰宝也需要有人发掘，所以你对民间秘方的执著也同样值得尊重。

董有本：谢谢你的理解。可惜现在很难找到真正有效的偏方、秘方了，失传的太多了。而且有一点，不管是什么方子，辨证很重要，说心里话，虽然古书里有很多精彩的方子，我也研究了这么多的古方、秘方，我发现同样的方子，在过去给同样的病人吃，十天见效，现在就得二十天。为什么？因为现在人的体质不一样了，比如明代用着很好的方子，用来治现代人的病，就不可能把原方拿过来就用。

2. 身体机器的耗损，造成体内积压"库存"

田原：咱们刚才说到当年那个老人给你的秘方，其中有人参，黄连，半枝莲，蝎子尾等中药，你理解这个秘方的大法是什么？

董有本：如果用老百姓能够理解的角度来说，就是以排毒为主。

田原：这个毒是什么？是排除肠道中的毒素和宿便吗？

董有本：在中医看就没有这么简单。我呢，理解的很简单，李可老先生说过现代人阳虚之人十有八九，阴虚之人百不见

一。一方面我赞成这个观点，另一方面呢，我就要思考了，是什么造成了这个阳虚？饮食起居的寒湿自然是罪魁祸首。但是这些东西如何清理出去？这就是各医家有各医家的高招了。李可扶阳，很好，也有人善补脾胃，也没错。我呢，就用下法。这就是这个秘方的医理。为什么还有人参呢？就是攻下不能不补正气。为什么很多人吃了这个药，没有虚弱的感觉，反而气色好了，症状消失了？有一个在北京媒体工作的陈先生，这个人不到五十岁，家里生活条件

非常好，喜欢各种美食，没有肉不吃饭，人也不是很胖，但是，在我看来就有些脸色偏浮白，口腔溃疡一年多了，西医诊断为白塞氏综合症，看了中医，西医，都没有明显的好转，我只给他开了七天的量，他排出了大量的东西，用他自己的话说：白天做人，晚上做鬼。因为他白天要上班，晚上才能吃这个药，拉肚也在夜里，他自己感觉很遭罪，但是这个病就好了……

田原：《四圣心源》谈阴阳篇，有这样一段话："病于阴虚者，千百之一，病于阳虚者，尽人皆是也。后世医术乖讹，乃开滋阴之门，率以阳虚之人，而投补阴之药，祸流今古，甚可恨也。"

这本书成书在乾隆年间，这个补阴的"时间"可是不短了。

董有本：究其根源，我觉得现代人体内多有寒邪，湿邪。尤其现代人善于补营养，问题是，补进去了，有没有化作气血呢？多数没有。那么在体内就形成了瘀滞。比如，很多小孩都是嘴壮以后引起感冒发烧。就是因为孩子脾胃虚弱，没有把食物化生气血，导致食积，然后发热。这个角度虽然很小，但是可以以小推大。

田原：谈到这儿，我倒想起一个有意思的话题，就是关于吃的话题。细想一想，大家真是想尽一切办法来搞吃的东西，美食文化、美食节，什么都可以吃，什么都是补。关于吃的场所到处都是，就连洗澡的地方都几乎是以吃为主了。老祖宗讲饱腹不可洗澡的古训也遗忘了。因为民以食为天，所以中国人，亲朋好友见面第一句话就是：吃了吗？可是，进来的东西，消化了多少？出去了多少？这就只有医院来

关注了。甚至医院也没有办法，灌肠好像是医院常见的手段。这和之前享用美食，感受色香味俱佳，真是天壤之别！

董有本：人体内的"毒"来自好多方面，病从口入，这没错。那么还有自然界中的风、寒、暑、湿、燥、火。还有情绪因素，就是中医说的怒、喜、忧、思、悲、恐、惊，《黄帝内经》说"恬淡虚无，真气从之"就是这个道理，人的情绪好，不过喜，不过怒，就不好生病，就怕大喜、大怒、常怀忧虑或者欲望过于强烈，一般人都知道，在经历过大悲、大喜之后，人就觉得累，有点儿像被掏空了似的，其实就是对生命之气的过度消耗。

其实人的身体它既是精神体，也可以看作是一台生命机器。但凡机器，用得时间久了必然要有磨损，用得多，用得费，磨损得就越快，作为机器的功能就越要大打折扣。本来流利的工作，生产、运输气血，以维护人日常活动的脏腑、经络、血管等等有形无形的"生产线"，年头一多，生产力量和运输都上不来了，人的精气神、体质等各方面就都要受到影响。

尤其是人的这个胃肠啊，就像很多家里用的绞肉机一样，刚开始用着挺好，进去多大块儿肉都能绞碎了，年头多了就不行了，绞不动大块儿肉了，有时候，连小块儿肉都容易卡在里面。绞肉机旧了，把它一扔换台新的，人的身体旧了，怎么能换新的呢？

田原：从这个意义上来说，身体并不是完全自由的，它不像人们以为的那样，可以放纵吃喝，随意透支。经年累月，本来的山青水秀，就有可能变成潮湿森林，

甚至雾障沼泽，这些都是有利于产生疾病的"领域"。

董有本：所以我所说的排毒是什么呢？人生是不一样的，有的人会觉得不享受生活那活着有什么意思？但是，在享受的同时，一定不能忘记给身体机器一个维护。身体是一个相对封闭的个体，把一个桃子放在密封的袋子里都会很快烂掉，更何况滞留在身体各处的湿气、瘀血、痰浊，乃至不良情绪，这些问题，当身体机器没办法顺利地使之流畅起来，排泄出去，一定会成为负担，让人觉得沉重不爽，而且这些痰浊和瘀血，久而久之就要滋生各种疾病，还有可能积聚而成肿瘤。

田原：所以要定期清理身体里的不良库存。

董有本：就是这个意思，所以不是说简单的清理肠道和宿便就能解决问题的。我要看人的面色、舌象、脉象，这些检查手段告诉我这个人的身体哪里出现了问题。前些日子，中国贸易报的一个记者来我这里看病，他说自己这几年来西医检查都是肝大，脾大，胆囊有息肉，吃药半个月以后，再去检查，这些问题都解决了，尤其是胆囊息肉，真是不见了，胆囊壁光滑。

对于慢性肝炎的人来说，体内的瘀滞多，怎么挣扎都动不了，出不来。这个时候，你用药去鼓动他，效果肯定不理想，怎么办？帮助身体排除瘀滞就显得很重要了。这些瘀滞排除以后呢，人体自己有一个很好的调整机制，老百姓常说：有病不治，常得中医。啥意思？有些小毛病不去治疗，身体自己就是一个中等水平的中医大夫，因为身体有这个能量和智慧，会调整到一个自身比较平衡的状态。作为医生只需要给他一个助力，你想啊，把堵的地方疏通了，就是流水不腐，户枢不蠹了。正所谓推陈出新，就是这个道理。

田原：有很多人总是感觉身体不爽，其实就是水湿等瘀滞所致。从这个角度来讲，解决身体的问题可以简单一点啊。但是这个"推陈出新"一定是有技术含量的。可不是随便的排毒减肥。

3. 排便不好，身体里必然会积压更多的废物

田原：其实说到排毒，大家第一感觉还是应该从下走。你的排毒理念有什么理论根据呢？

董有本：我的中医基础理论很薄。所以一开始没有依据，就是我自己深刻感悟的东西，通过自己和病人吃药的反应，还有长年研究这个方子做出的判断。不然人体哪儿来那么多东西？有的人吃了药，能排出十几斤的水便，但是体重只是稍微浮动而已，说明它不是靠脱水来清理身体的。

后来呢，我发现我这个秘方，跟宋朝金元四大家之一——张从正的"攻邪法"很相似。因为我的病人吃了药之后，上边有病从上边走，有呕吐的反应，下边有病的就从大便走。这些都跟张从正的汗、吐、下有很相似的地方。我对他的"陈莝去而肠胃洁，癥瘕尽而营卫昌"的理论也很认同，莝就是说杂草，癥瘕是说包括肿瘤在内的一切气血瘀滞。本意也是对身体内部进行清理和打扫。然后又看到《黄帝内经》谈到过"六经为川，肠胃为海"，基本上就给下法找到依据了。

田原："六经为川，肠胃为海"与下法有关系？

董有本：很显然，海纳百川，肠胃之所以成为能纳"百川"的大海，是因为人的胃肠，从实际的脏器上来说，平时要容纳、经过各种物质。而从无形的功能角度来看，为什么六经是川呢？六经是人体上的三条阳经，三条阴经，阳经走身体外侧，阴经走身体内侧，又因为人分上下，六经又以手足区分成十二经。我认为，六经在周身形成一个无形的框架、管道，通过它们来沟通全身，运送气血，同时，也因为它是一个开放的格局，长期处于"奔流不息"的状态，既能运载营养物质，也能"运送"病邪，这也是病邪能够传导到全身的重要原因。而下法，也可以说是利用了这样一个原理，用中药的力量将游走于六经中的病邪，及存在于身体里的不良库存，比如瘀血、肿块等等，都给清扫进胃腑里，再传导给肠道。

在中医里，肠和肺是表里关系。肺在五行中又属金，金就是秋天的意思，意指自然界中存在的一种强大的"压力"，当季节进入秋天，金气当道，产生巨大压力，迫使阳气下降，地上变得寒冷，地下水开始升温，哺养种子。没有这个降的力量，地下就不会温暖，就不可能有新的生命产生。所以在人体来说，肺的功能也是降，肺功能不好的人，肾阳也会不足，也会出现阳虚的症状。而肠道呢，可以说是实现肺气下降的一个物质管道，通过泻下大便的方式，将病邪，和体内的多余物质驱除身体。

田原：同理可证，排便不好，便秘的人，意味着身体里必然积压更多的不良库存，若干年后，某些疾病貌似突然爆发，其实已在体内蓄谋已久。这又回到了中医为什么要治未病之病的理念上。

董有本：这是肯定的。《黄帝内经》里谈到了"六腑以通为用"的说法，六腑就是胃、胆、大肠、小肠、三焦、膀胱。中医说五脏是藏而不泄，六腑是"传化物而不藏"，如果说五脏以生产、储存为主，是周身气血的大本营，六腑就是身体里的"物流机构"，要保持通畅的运输功能，外在表现就是大小便顺畅。如果六腑藏污纳垢，不能完成它的本职工作，那就成了中保私囊，久而久之身体必然要出问题。

有一个最简单的例子，在我父亲和我们生活的那个年代呀，大便都比现在的粗。那个时候的人，得的病大多是营养不良，现在人呢，大多得的都是营养过剩的病。

所谓营养过剩，也不是说身体里存了多少好东西，再好的东西不为身体所用，就会成为糟粕，不能将糟粕排出体外，自然会久积成病。

田原：只管吃好喝好，没有人管出好、出净！我觉得，现代人应该好好关注自己能否"出干净"的问题，原先是老年人便秘的多，现在便秘的年轻人比比皆是。这是一个不可忽视的问题。年轻时就便秘，年老的时候又会怎样呢？

董有本：还有很多人呢，其实都是有些浮肿的，但是没有一个可以参考的指标可以知道自己的问题。

4. 不乱补才是真的补

田原：这些日子，我观察很多人服用你开出的药，普遍感觉他们的面色通透了。有一个从小得强脊炎的中年男人，他跟我说，才吃了九天的药，就感觉腰这个部位没有原先那么疼了。他爱人也说，他的脸色真是透亮了。他很诧异这种中药治疗方法，就是拉肚子，什么病都可以调整。

董有本：有好多神奇的现象我也说不清楚。我治疗过很多脑瘤患者，脑瘤很容易再长出来，也是吃这个秘方，效果非常好，没有复发的现象。我听说过一个故事，说是一个老太太，有慢性肠炎，有人告诉她，把牵牛子炒了，吃一点就好了。这个老太太不知道量，就炒了一大碗吃了，结果是大泻不止，但多年的肠炎一举治愈了。其实还有很多这样的例子。说明这个下法

虽然冷峻，但是治病出奇地有效。

田原：离开中医的治病理念，我觉得它应对了一个时代的身体问题——超额索取。我们这个时代似乎更适合下法？

董有本：其实关于下法，彭子益在他的《伤寒论原文读法篇》中这样说：荣卫本病，也就是病在皮肤腠理时，可以用桂枝汤和麻黄汤来发汗解表，是为汗法。比如一些风寒感冒的初期就是最简单的表证；而病在阳明经时，邪热亢盛，胃部胀满，二便不通畅是最明显的表现，这个时候就可以用三承气汤——大、小承气汤及调胃承气汤，来泻下，是为下法；病邪深入人体的三个阴经，肝、脾、肾，就属于姜、附子的治疗范围了，此乃温法。病在少阳胆经，需要柴胡来和解，即是和法。这其中，

出现了中医八法中的汗、下、温、和四法，说明病在不同的位置，都有相对应的"解药"。

田原：可我理解你的下法好像是通用之法……

董有本：首先我很认同彭子益的观点。但是，是不是只有六腑的病，才能用下法来医治？这就要见仁见智，尤其要考虑到我们生活的时代背景。

至少从我的临床上来看是这样。这几十年我治好那么多癌症病人都用下法，没有一个用补法。为什么这么说呢？当年张子和熟读《黄帝内经》和《伤寒论》，这两本中医经典之所以到今天仍然经久不衰，仍然可以诊治现代人的大多数疾病，关键还在于它们的全面性，不同的人，读之有不同的感悟。而张子和选择了从中萃取下法，并在临床治疗当中加以研究、拓展，我认为最大的原因，就是他所处的时代背景。

我们国家很长一段时间，都盛行补法，宋金时期也是如此。当时人们相信补是只有好处，没有坏处的，不管有没有病，只要经济条件允许，都想给自己弄点补品来吃。而张子和有个观点，"不补之中，真补存焉"。他不反对补，但是反对滥补，

尤其注重保养脾胃和食补，这一点跟我的理念也不谋而合。因此说他的攻下法，是针对当时的时代特性的。

田原：人觉得没精神，虚了，需要补补，吃点肉蛋奶什么的，吃点儿营养品，这个观念到今天仍然盛行。其实，我们可以逆向思维，是由于不通，瘀滞，进而出现的萎靡不振，这似乎和经济发展而出现堵车是一个道理。

董有本：是啊，这个比喻挺形象。我觉得人体内其实也是这个情况。

但是很少人考虑到，给你的好营养，送到需要的地方，这才叫补，如果身体本就是一片雾障沼泽，再好的营养进到里面都会再度制造堆积，因为已经超负荷运转，吸收不了，到达不了觉得"虚"的地方，那怎么叫补呢？反而给身体增加了负担。在这种情况下，最简单直接的方法是什么？整治身体内环境，还原她原来的湖光山色、康庄大道，恢复脏腑、经络正常的机能，只要正常吃饭，米饭、白菜的营养都能很好吸收，不要去补她，她都不会虚。

田原："没有虚死的人，只有补死的鬼。"这句话，是我在多年前，采访的一位民间中医人时听来的。现在看来，值得深入思索。

5. 结肠癌、食道癌的病因很简单

田原：简而言之，现代人的病大多数都是吃出来的。而"吃出来"的背后，其实是人类生存文化的异化。

董有本：主要就是这个问题。你说一个病都是单独原因形成的吗？必然不是啊，我认为，首先是现在人的思想出了问题，因为条件允许了，生活中开始充满各种可能性，贪图享乐，放任欲望。只不过，"吃"为已经疲累不堪的身体。增加了更大的压力，设置了更多的障碍。而且我们现在的补呢，跟张子和那个年代不一样，现在的生活水平多高啊，天上飞的、地下跑的、水里游的，只要有钱，想吃什么有什么。但人身体的需求和承载能力其实很有限，只不过在吃喝玩乐增加身体负担的时候，她不会马上表现出不堪重负，而是像小树一样一点点被压弯，终有一天，树干折了。

田原：但是，对大多数人来说，外面的世界太精彩，无所不在的诱惑让人难以招架。如何能抵挡住美食？

董有本：还是要改变观念，这个很难，但是我仍要讲出来。我是一个没有母亲的人，我希望所有家庭都圆圆满满的。

抗拒不了诱惑，就在吃的时候多想想后果。为什么过去癌症没有这么普遍？打仗的时候，没有东西吃，几乎个个营养不良，为什么从那个年代走过来的老人，尤其是艰苦一辈子的老红军，反而更少病，还长寿？这是因为过去没有细粮，肉也难得吃到，油就更不用说了。这些粗粮能给人的营养成分很有限，但是有一个好处，就是它不易于消化，反而在消化过程中，对肠

道进行了"按摩"和清理，脏东西在身体里就留不住。但现在不一样，细粮和油腻食物几乎顿顿都有，但这些东西进了肠道，不像粗粮那么痛快就下来了。你看那个白面，揉过之后，都黏在手指上，油沾到手上也不容易洗掉，用这些东西做出来的食物，进入身体，哪儿那么容易就能排出来？更何况是顿顿吃，年年吃。

吃进去那么多的好东西都到哪儿去了？一少部分被身体消化了，还有一些不好消化的，尤其是油脂，要么变成脂肪，要么游离于血液中，还有一些，就挂在肠壁上了。日积月累，连肠子里的通道都越来越窄了。

为什么现在结肠癌的也多？结肠不是直的，是弯来弯去的一条肠道，比其他地方还要狭窄，在它的拐弯处，也最容易积聚杂物，比方说菜里的秸秆，米里的沙子等等杂物，有时候就卡到这儿，过不去了，最后就留在身体里，慢慢地被身体里的一层粘膜给包裹起来，就造成这个地方越来越窄，越来越多的杂物会积在这儿。有的还会形成肿瘤。

田原：结肠癌就是结肠里堆积物过多？

董有本：就这么简单。就跟家里的水管被杂物堵上了，水管出水就不通畅，堵在里面的东西长时间处在那么一个闷热、潮湿、封闭的环境里，就要发生变化，发霉、腐烂。不应该停在身体里的东西被滞留了，同样要发生不好的变化。你说它复杂吗？用西医的细胞学，这个学、那个学来解释它肯定复杂，其实人身体的学问，都能在

生活中找到类比，一类比，复杂的事物就变得简单了。

田原：食道癌呢？

董有本：也简单，就是总吃很烫的东西，这一点也是现代医学认可的发病原因。过热的食物首先进入食道，非常容易伤害粘膜，出现破损，我们说体内有"伤"的地方，就要杂草丛生。长年累月，癌症就出现了。身体内部的伤，相当于给癌细胞开了一个"后门儿"，就可以这样说。

6. 阳虚体质说明阳气也会"瘀滞"

田原：现在人大多阳虚，正气不足，所以易被病邪侵袭，因此很多人推崇"火神派"的扶阳理论。其实谈到阳虚，我们可不可以换个思维来考虑呢？记得我在采访中里巴人的时候，有一句话记忆犹新。他说，其实人有多少欲望就会消耗多少阳气，大概是这个意思。我们可以看一看，古往今来有很多高寿之人，他们的身心都很纯净，没有过多的七情六欲。中国人喜欢说返老还童，那么我们深究一下，什么是真正意义上的返老还童？有人说孩子身上是天然的纯和之气，有自我保护和自我净化的作用。我觉得就是身心的纯净之气。正所谓：正气存内，邪不可干。

董有本：孔子说："与善人居，如入芝兰之室，久而不闻其香，即与之化矣，与不善人居，如入鲍鱼之室，久而不闻其臭，亦与之化矣。"这句话很有智慧呀。

你看很多人，胖，体重超标，口腔异味，睡觉打鼾……等等吧，他不觉得是问题，很多人严重怕冷，也觉得正常。说简单了，我们的房间需要每天清理，我们的城市也有清洁工，大家唯独对自己的身体没有这个意识。很多人说，身体有自己的清理机制，我说对，有这个机制，可是身体的主人已经"腐败"了，你想，身体还有什么反应呢？一段时间她会坚持按规律办事，可是，有了太多的阻力，最后也只能睁一眼闭一眼了。

田原：有时候反映一下，你还实行打压政策。比如咳嗽，你镇压，高血压，你也镇压，发烧也是不分青红皂白地镇压……

董有本：对呀。为什么说中医伟大？为什么说我们的老祖宗智慧呀？这个下法，在中医有个说法，叫祛邪扶正，是邪去正自安。前面我们讲过身体的自愈，自我恢复平衡的能力和智慧。而扶阳理论，则是扶正祛邪，正气振奋，则邪不可干。在我看来，这两种方法，就是一个侧重点的不同，应用于现代人的疾病其实殊途同归。为什么这么说呢？我也认可现代人的阳虚体质，大多数都表现出阳虚的症状。但是，为什么会阳虚呢？是原本就阳气不足吗？还是人的内部环境、机能出了问题，导致阳气受阻而"瘀滞"，无法通达全身？

田原：你认为是阻力？

董有本：有一句话叫：要想富先修路。这个比喻可能不太恰当，但是也说明一些问题。我们会思考道路受阻的情况下会是怎样的格局？我们也可以看北京的交通，三环，四环，连五环都堵，高速公路也堵。是路不好吗？不是。北京的路应该是很好的，就因为汽车的增加。这和我们人体内的某些格局有些相似，应该说我们的体质原本都很好，就是因为富裕了，人们什么都能吃到，反倒出现了很多富贵病。你说过多的营养和过多的车辆是不是有一比？

还有"寒冷"的原因。我们想一想，人为的"寒冷"可以导致妇女不孕，当然更会导致身体的健康受阻。现在是什么情况呢？空调跟电话一样普遍入户。人们不管冬夏，都喜欢吃冰棍儿、喝冷饮。为了美，衣服穿得少，甚至让肚脐、后背、腰腿这些身体上最重要也特别脆弱的部位暴露于外，还有熬夜，肥胖或贪食油腻，这些都会损伤脾气，痰湿内生，导致气血不畅，百病丛生。

田原：这是很多中医人都在强调的问题。

董有本：没错，一个健康人的阳气应该是充实的、强大的，但是面对生活中这么多"敌人"，正气再强大的人又能抵挡得了多久呢？话又说回来，中医讲"寒则凝"，我觉得不只是说体内寒湿气过重，易成无形之痰，阻碍气血运行，也不只是说血瘀的问题，而是这些都可以导致阳气"寒则凝"。当它无法抵抗寒气的力量时，尽管我们看不见，但它确实运行得迟滞了，缓慢了，表现出来的，就是精神头不足、易疲劳、身体困重的人越来越多。而我理解扶阳是什么呢？你身体里的阳光不是被乌云遮挡了吗？没关系，用附子、用细辛这些温药助你一臂之力，给你加柴添火，让你自己去驱散阴霾。那么下法呢？走的是另一条路，我直接帮你把乌云给拨开，

把气血运行的阻碍直接消除，阳光同样也会再现。不就是这个道理吗？

有个小男孩儿，他的病很严重，肝糖原累积症引起肝脏肿大。来找我的时候，那个肚子圆鼓鼓，胀得很大，像快生产的孕妇一样。这个小孩子自从得了这么个病之后，能吃能拉，总是喊饿，而且肝糖代谢得不好，营养不够，导致这个孩子比同龄的孩子都小，又矮又瘦，我那还有以前给他拍的照片。像这种病，简单来说，就是身体内糖原的"积压"。

田原：造成糖原积压的具体原因是什么？

董有本：所谓糖原，是人体所需要的重要成分的一种，也是很重要的身体能源，它是由葡萄糖组成的。人吃的饭、喝的水，进入身体后，一部分有用的营养物质，会转变成葡萄糖，在满足了身体日常生理对糖分的需要之后，多余的葡萄糖，就转化成糖原了，很大一部分要贮存在肝脏细胞里，相当于肝是糖原的一个大仓库，所以又叫肝糖。

等到人体的糖分出现降低的时候，这些肝糖又经过一种酶的"点化"，变回葡萄糖，重新被利用。而肝糖原累积症，现代医学认为，是由于这个酶不干活儿了，分解不了糖原，变不回葡萄糖，人的糖分不够用了，低血糖就出现了。很多I型糖尿病病人，就是先天的肝糖原累积症引起的。加上人身体机能错误的识别，又有源源不断的葡萄糖被贮存进来，就导致这个肝脏空间不足，表现出来的就是肿大。我就是简单地举个例子，来说明一下，实际上这个病理还要复杂。像这种病，我相信，用补益阳气的方法，鼓舞身体机能正常运

作，从而实现糖原的正常代谢，也可以治得好，但我的方法就更直接，我要先把你的"积压品"出清，给身体先减负，让身体内的各条通道重新畅通起来，给你空间慢慢去恢复正常的身体机能。所以他刚吃上药就开始往外排一些乱七八糟的东西，最多的时候能排一大盆。

田原：对于这种病，现代医学一般用什么方法治疗？

董有本：注射玉米淀粉、高碳水化合物，这些东西能直接、快速地补充葡萄糖，解决这类病人容易出现低血糖的问题。这种方法，我认为就可以看作是中医补的方法，它也能解决人正常生活的问题，但是往往解决不了肝脏里"库存"过多所导致的肿大问题，有的治了三四年，肝肿大的问题还是解决不了。

田原：现在这个小孩子怎么样了？

董有本：很好了，肚子还有一点点大，但是基本上与正常人一样了，吃饭特别好，孩子还长个儿了，气色也好多了。所以什么是补？表面上看我这个是"泻药"，但正因为泻得恰当，把他肝脏里的"存货"出清了，他就吃什么补什么，吃米饭、白菜，都是营养。因为身体能吸收了。

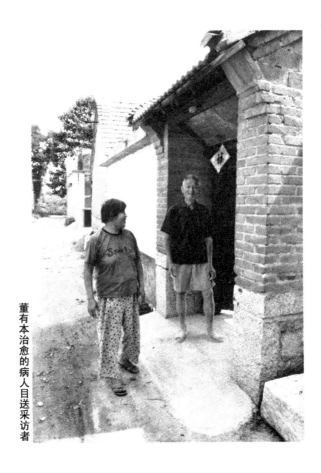

董有本治愈的病人目送采访者

7. 先通畅，才能谈到补

田原：虚不受补，是中医的一个重要观点。之前我和一些专家学习过这个问题，所谓虚，也可以理解为"堵"。而关于"补"，你的观点很清晰，就是先通畅，而后才能谈到补。

董有本：以通为补，也不算是我的观点。关于这一点，中医早就警示人们了，所谓补，不能单独地拿来就用，而应该是通补。

现在大多数人的脑子里，仍然认为补就算没用，也补不坏，反正就是对身体有利的好事儿。其实这种思想是错误的，你不需要的东西，还往里面补，它就是负担，过犹不及。你看那血气方刚的人，给他吃上点人参，鼻血就往外流。这说明补人参对他没用，补不进去。就好比什么呢？你在前线打仗，我是给你送弹药的，但是我的运输队伍在路上被鬼子给围堵了，干着急送不过去。这时候最好的办法，是先派一只部队来，帮我们把鬼子给干掉，我该给你送去的东西一样不差。但如果上级压根儿不管我，反而看你那边子弹快打光了，就又派了一个运输部队来，最终的结果就是我们两个运输队伍都被鬼子堵在这儿，后边再来多少队伍都白搭，都喂了鬼子了，是不是这个道理？

尤其是有钱没有病的人，什么补品贵，什么补品稀奇，他就买什么吃，结果就造成现在好多人越有钱就病越多。你那个补品没有补到身体的正气、元气，都补了"鬼子"了，你就是助邪伤正。可能你身体里原来只有一小队"鬼子"，成不了大势力，但是被你补成了大规模的队伍，它一反扑，大病就全来了。

田原：说到通和补的问题，普通人认为萝卜解人参，吃过人参再吃萝卜就算是白吃了。但中里巴人不这么认为，他反而觉得萝卜能通利全身，它和人参一起吃，就是为人参当先锋军，把道先通开，人参的营养才能到达全身，才能把功效充分发挥出来。

董有本：这个是有一定道理的，而且有很多方子，都在体现先通后补的理念。比方说《金匮要略》里，记载了大黄附子汤，组方呢，就三味，大黄、附子、细辛。按说大黄寒凉，附子、细辛温热，就这么三味药，也没有别的药调和药性，但是这个药，治疗寒积体内，不得散发，而导致的腹痛便秘，急性阑尾炎、急性肠梗阻、尿毒症等病，效果非常好。它是个什么原理呢？我理解，附子和细辛，能融化坚冰，进入体内首先就有个温寒的作用，一招制敌，再由大黄"打扫"战场，通过排便的方式，驱除体内的阴寒。类似的方子还有很多啊。包括现在很流行用附子，但不是每个人都敢用，用得好，我相信在附子的剂量上很有讲究，而且不止附子，许多药达不到一定的剂量，就冲不破身体里的重重阻碍，这也是一种通。剂量不到位，再好的药，进了身体，也是以卵击石，解决不了问题。

田原：你在临床治病的时候怎么实现先通后补？

董有本：这个很简单，这个秘方本来就以通络、泻下为主，所以在药物的组合上，必然要有一个合理的配伍，以祛除病邪而不伤害人体的正气为度。服了药之后，要严格注意后期饮食的调整，因为什么呢？要达到祛邪的目的，必然要调动身体的正气，我的方子里，给病人的身体有一个保护，严格限定不同人服药的剂量，严格按照体质的表现去吃。

我跟你说个例子，我一个病人，得的子宫肌瘤。我给她开了定量的药，我说你回去一天只能吃一粒，然后忌吃寒凉、辛辣的东西，最好早晚都喝粥，三餐一定要定时，就什么问题都没有。结果她的探索欲望比较强烈，吃上药了，觉得很好，身体很轻松，来月经的时候，能看到明显的瘀结物，吃了一段时间没有虚，气色还很好。结果她做了两件事情，一下把自己伤着了。第一个，就是她私下多吃了一粒药丸；第二，大量出汗的时候，吃了很多西瓜。结果一下子就伤了脾胃，吃东西不好消化了，整个人精气神也大不如前。后来她和我说，这个时候才理解了"脾胃"的意义。脾胃

实际上很是"娇生惯养"，容不得随意性的伤害，但是很多人在很多生活细节上已经不知不觉地伤害了它，只是不知道而已，中年发胖的时候才知脾胃虚弱。

田原：有同感。一直以来，我自己也是脾虚之人，原以为是工作繁忙，思虑伤脾，后来一位老中医点醒我，很多更为思虑繁忙的人为什么没有脾虚？脾虚不是短时间作为的。而是在很多年的生活细节上。

清朝名医吴鞠通评价下法是："兵贵神速，机园法括，去邪务尽，善后务细。"可谓字字诛机。下法能够在短时间内起到清理身体的作用，但是，任何方法都不会绝对完美。下法最需要注意的，就是在"神速"的效果之后，要做好善后工作。其实也简单，就是把饭吃"好"。

董有本：对，脾胃为先，无论什么时候，都不能伤到脾胃。尤其通下之后等于再获得一次机遇，更要"娇养"脾胃这个后天之本。

8. 大黄也能推陈出新

田原：你的秘方主药里有蝎子尾，蝎子尾入肝、脾、胃、大肠经。但是老百姓会觉得蝎子尾巴有毒……

董有本：蝎子不算毒，现在好多饭店里还有这道菜嘛。现代医学已经证实了蝎子医治肿瘤有效，能够攻毒散结，通络止痛。但我认为这个药在我整个方子里，就是一个先锋，一个将军。它先杀出去，把一路上的阻碍都清除掉，后面的药才能跟上来发挥作用。

田原：像是派遣了一支完整的军队，进去身体先侦察，侦察到哪儿有敌人挡路，就派大部队去攻打，通开以后再把"余党"清理出身体，人就没病了。要这么说治病岂不是太简单了？

董有本：就是这么简单。所以这个药有一点很有意思，没病的人他吃了也没反应，不疼，或者微疼，大便次数也没那么多。有些人就是妻子过来看病，回家吃这个药，当丈夫的好奇，心想你吃什么疼得那么厉害？我也试试。他吃了，没什么反应，也不觉得疼，这个人从小到大连感冒都没得过，人也开朗，身体也灵活、强壮。

但有病的人就不一样了，他哪儿有病哪儿就疼。曾经有一个脑瘤病人，我当时也没看出来他是脑瘤，他自己也不知道自己是脑瘤，结果吃完药以后头疼。我说你上医院去做CT，他也没做出来，后来到济南的大医院又做了一次，这回做出来了，两个脑瘤。就是因为这个药哪儿有瘀，有堆积，它就往哪儿去。

田原：有的人说，本来什么病都没有，看了中医就什么病都有了。

董有本：不是中医让人有病的，是大多数人对"病"的涵义不清楚。一定要定一个确切的病名，才叫生病了吗？小小的不舒服相当于踩进了水坑，崴了一下脚而已，大病就等于到了悬崖边上了，是最后的警戒线。

而下法，在我来看，是现在大多数人都需要的一种对内环境的净化和维护，就好像汽车需要定期保养一样，身体也需要定期的打扫和保养，在没发病之前，就把没聚成塔的小山包都给铲平，将来就没机会得大病。简单来说就是什么呢？平时就经常用小刷子去清扫一下角落里的积灰，定期再来个大扫除之类的，总能保证身体内部机能"运转"顺畅，就什么病都不会得。

田原：中医大家朱良春就经常吃一些大黄，来推动身体的新陈代谢，但是用量很关键。按照你的思路来说，这也是一种定期的"保养"。

董有本：大黄可以吃，但在量上，不同体质的人要有严格的控制，少了又没有用，还有现在很多人在吃的三七粉，活血化瘀，它也是一种维护。什么是活血化瘀？就是把不通畅的地方，打通它；凝结的地方，化开它。所以也有人在临床上用三七粉治疗肠燥、便秘。这种理论，其实跟我用药的思路有异曲同工的地方，我在"通"的时候，也要用到活血化瘀药，不然像肿瘤这种问题怎样才能"粉碎"它，是不是？

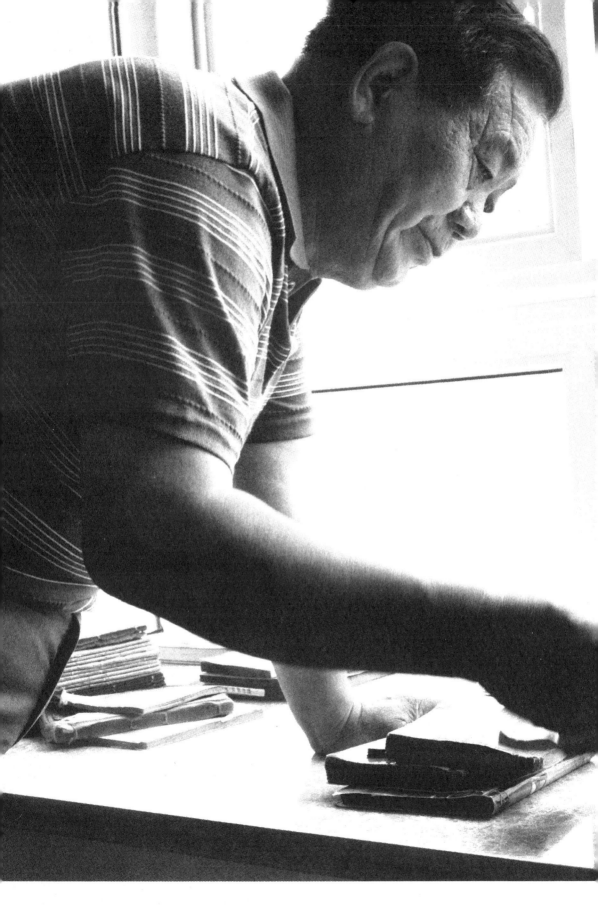

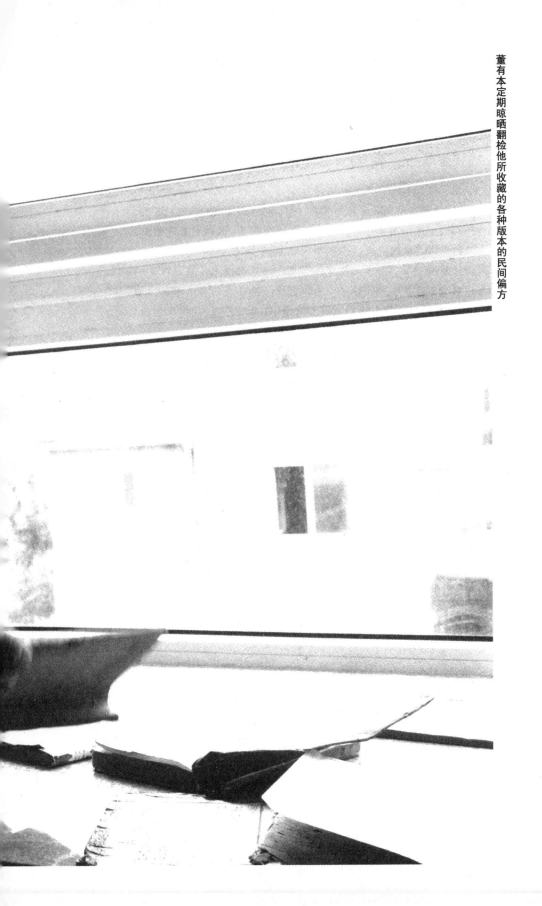

董有本定期晾晒翻检他所收藏的各种版本的民间偏方

之二
轻了是炎症，重了是癌症

是不是炎症，最后都会转变成为癌症？一位网友希望得到问题的答案。

也确实有好心人回答他：急性炎症治愈就没事了，慢性的长期刺激，可能发生别的变化，包括癌变，但也不一定100%癌变。

目前全球肿瘤高发，甚至有很多人预言，不久的未来，癌症就是一个常见病。现实生活中，不管谁，一听到肿块、癌之类的字眼都会惊恐万状。有些人更像面对恐怖时期的反革命屠杀，等待英勇就义，视死如归。根本顾及不到重于泰山还是轻于鸿毛！

治癌的手段来自世界各地，疗效甚微。癌症究竟来自何处？也是百般说辞。

董有本的预言似乎更残酷，他从对临床病人观察的结果推断，如果不采取对策，再过5年，每2个人里就有一个人是癌症。就是说，相面对的两个人，不是你就是他！之所以得出这个结论，很重要的一个原因，是他对癌症的发生有一个"雷人"的观点：我们的生活方式病了！对身体的无知乃至无视，导致了身体的问题——轻了是炎症，重了就是癌症！

1. 发烧史，为肺癌留下隐患

田原：你怎么看待癌症？

董有本：我认为轻的是炎症，重的就是癌症。就这么简单。

田原：炎症与癌症是因果关系？这样说是不是过于武断？

董有本：别人怎么看我不知道，但从我这么多年的临床经验来说，我认为炎症是导致癌症的基础，但不是说有炎症的人都会得癌。

田原：具体说来？

董有本：我们就拿肺癌来说，这类病人，是我在临床上三十几年治疗最多的病人，其次是肝癌。我从 1998 年开始治疗癌症，到目前为止，已经治疗了将近一千例肺癌病人，其中相当一部分人，小时候都有过因为感冒发烧治疗不及时、不彻底，把肺脏"烧坏"了的经历。

田原：这种说法是否过于牵强，几乎每个人小时候都有过感冒发烧的经历，即便是现在，我国小儿肺炎的发病率也一直居高不下。照此说来，肺癌岂不是人人难逃？

董有本：但是肺癌的高发是一个事实。从我的临床经验来说，因为感冒发烧、肺炎、肺结核破坏了肺的功能是一个大原因，而肺癌是由这个原因所导致的结果。但是从炎症到癌症并不是一朝一夕的事情，这中间往往要经历十几年甚至几十年。人的身体随着生活习惯的改变，或者地域、生活环境等的改变，无时无刻不发生变化，有些人尽管有了发烧的原因，却并不一定都会走向肺癌的结果。对肺功能造成的伤害，就好像一个人身体上不小心被碰伤，留下的疤痕一样，除了跟正常肤色、肤质不同，既不流血，也没化脓了，就以为它好了。但是为什么在挑选宇航员的时候，身上不能有疤痕呢？因为这个看似好了的疤痕，在失重条件下，就可能裂开。这样，还能说它是好了吗？只能说在现有条件下，它没有症状了，不代表换了一个空间或时间，它不会再发作，甚至恶化。

田原：留在身体上的伤疤看得见，而得过肺炎、肺结核的人，要怎么看到肺上"伤疤"，从而引起足够的注视？

董有本：这个很简单，每个得过此类疾病的人，都可以去医院检查一下，肺功能受到伤害之后，那个肺脏上就会留下钙化点。什么叫钙化？人体，除了骨骼，都是柔软、温润的物质，肺脏也一样，不用解剖你都知道它是软的，那么钙化，用老百姓能理解的话来说，最简单的理解，是说病灶的这个位置变"脆"了。

田原：肺纤维化？

董有本：没那么严重，但大概是这个意思。

田原：在肺脏上留有钙化点的人，生活中就要比普通人更注意？

董有本：对，因为留有钙化点，相当于

你这儿就有了癌细胞产生的基地了。但是对很多人来说，在炎症的阶段，引不起重视。现在医院查出癌症的，有多少是早期？相当一部分人，查出来都是晚期。所以我常常跟很多小孩子的家长说，他感冒了，不要急着给他打抗生素，现在大家对抗生素的认识还不够，我在临床上见到那么多小孩子的肺病，白血病，都和抗生素的过量使用有关联。现在这个肺癌真是太多了，就这几天，你们在我这个诊所里看到多少个肺癌病人？几乎来一个就是肺癌病人。

田原：似乎中医认为小孩子的感冒发烧机制很简单，要么食积，要么感受了风寒，而且感受风寒的还在少数。咱们之前也谈到过，小孩子的感冒和发烧都在这个孩子嘴"壮"，能吃的时候……

董有本：对，这就不能说是炎症，抗生素去治就不能说是对症了。大多数的小孩子感冒发烧，都有脾胃的湿浊郁滞，就是吃得多，吃得好，消化不了。你想，这样的感冒发烧用抗生素，必然会留下隐患的。中医要顺势而为，帮助孩子的脾胃运转，让他的身体机能自己起来反抗，还要让他多喝姜汤，发汗，将身体里的寒湿之气都发出来，才不会给将来落下病根儿。还有一些孩子，发烧了，可能不是感冒，也不是食积，而是冷饮，冰激凌惹的祸，也属于脾胃失调。

2. 抽烟与肺癌没有因果关系

田原：现代科学提倡全民预防肺癌，以戒烟为主。认为抽烟就是导致肺癌的罪魁祸首，而你认为肺癌跟抽烟没关系。

董有本：好多女性不抽烟，也得了肺癌，那怎么说？大夫会告诉她是因为吸了别人的二手烟。可是现在几乎家家都有一个抽烟的人，更不要说公共场合，哪有几个人不吸二手烟的？可为什么不是人人都得肺癌呢？所以要我说，抽烟与肺癌之间，没有绝对的因果关系。甚至于我在临床上，看到过抽烟的人，因为得了肺炎，一狠心把烟戒了，合计好好养一养，结果后来肺炎就特别容易犯，一两年之后，发现得了肺癌。当然，这不是说抽烟的人就不得肺癌，这也涉及到各人体质的差异性。但是主要原因，还在于他早期的炎症。

田原：你在这方面做过调查吗？

董有本：我所有的肺癌病人，他来了我都要问，你有没有过感冒发烧的经历？一般来说，我都能追问出过往的发烧史。然后又发现一个什么呢？这里边有个年龄段的区分，比方说60岁的肺癌病人，他一般在20岁有过发烧的经历。那30岁～40岁的病人，大概就是在10多岁的时候发过烧。尤其我在临床上治疗过的小细胞癌，过往都有比较严重的肺炎病史。

田原：也就是说感冒发烧、肺炎、肺结核都会在身体里留下"伤痕"，就需要长久地把自己当"病人"来看，注重对身体的关注和维护，如果平时多有不注意，到了年老体衰的时候，就会给癌症以可趁之机？

董有本：对。在 20 年前，有一次全国性的流行性感冒，非常多的人高烧，你看现在肺癌，前年还少，今年更多。当然，这只是我在临床上看到的一些现象，没有做过一个具体的调查。但是在我的临床上，可以说 70%～80% 的肺癌病人都有发烧史，其他的百分之二三十，是身体的抵抗力好，没有发展为癌症，但是到老了他也喘，咳嗽，死得慢一点。像感冒，或者是肺炎这类的病，好多人都是用抗生素压制回去，就认为是痊愈了，医生和病人，都没有想到，得了这个病，就不是普通人了，往后就要格外注意，预防癌变的可能性。因为要考虑到，他在感冒发烧的时候，正处于人生中的黄金年龄，阳气蓬勃，免疫力也强。但人都会老的。有句话叫"君子报仇，十年不晚"。要我说，这话看怎么说，过了 10 年，如果你正壮年，或者实力壮大，但人家已经老了或者正处于人生低谷，你要整治他不跟玩儿似的吗？就不能叫君子，所以肺癌就是真小人，它就要等到你五六十岁的时候，阳气也衰弱了，抵抗力也下来了，再从你几十年前的老伤入手，一举要了性命。我认为这是老年人更易得肺癌的重要原因。

田原：如何预防肺癌？

董有本：很简单，想预防肺癌，第一，要保护肺。除了要注意气候变化，随时添加衣物，避免感冒、发烧，一旦发烧了，要赶紧控制住，不要把肺烧坏了。

一般来说，正常发烧至 38℃ 还没大关系，但一定不要烧到 39℃ 以上。如果 38 度是正常感冒发烧的界限，到了 39℃，就是炎症体温，再往上，到了 40℃，肺脏就要受伤害了。

控制体温，快速缓解发烧其实很简单，喝碗姜汤，捂几层被睡一觉，就降得差不多了，但是现在没人喝，都打针。还有一个方法就是用白酒搓后脑勺，搓后背，赶紧把烧降下去。

田原：可是现在好多人来不及了，他小时候已经有过发烧的经历，甚至于频繁发烧。这样的情况有办法补救吗？

董有本：我现在的研究领域还没涉及到那一步，我知道的我说，不知道不能乱说。只能说一旦肺部出现这个钙化点，以后就要注意，一定要少吃咸的。

最好就是别让孩子发烧，尤其 7 岁以下的小孩子是关键。

3. 不认同癌症扩散这个说法

田原：对于医学来说，癌症是绝症，除了它直指死亡，还因为它的生命力过于顽强。很多癌症病人，先是肝癌，后来扩散到全身；或者本来是乳腺癌，切掉一边的乳房，好了几年，又转移到了子宫……扩散、转移这两个词，非常可怕。

董有本：医院说这是癌细胞扩散，但我不承认是扩散。

我认为，一个人生癌，首先，是他的体内已经具备了生癌的环境，适合癌细胞生长和生存，这是一个大环境的改变。但是它要生在哪儿呢？按照我这些年的经验，就是生在有炎症的地方。这些有炎症的伤处，就好像是有泥土的石头缝一样，没有泥土的地方，长不出野草，一定是这些有泥土的地方，再配合阳光雨露，才会生出野草来。一个人得了肝癌，把肝切了，但是他内在适合癌细胞生存的环境没改变，所以后来的一系列问题还可能发生。

我总结现在医学的癌症手术，就是对局部的一个清理，等于是把一个地方癌细胞生长的"土壤"给消灭掉了，但是身体系统那么庞杂，癌细胞又不是死的，否则它也不会转移，在另一个有炎症，有"土壤"的地方，同样可以获得重生。从一个地方的癌，扩散到全身，也是这个道理，它先生长在一个地方，如果你管不住它，它就要寻找身体的"漏洞"，往其他有炎症或受过伤的地方转移。就是这么简单。

田原：人的身体说复杂也复杂，说简单也简单。但是简单也好，复杂也好，细心的呵护是一生的功课。常听上了年纪的人说：小心驶得万年船。这句话放之四海而皆准。

董有本：对。一个人对自己的身体都没有细心呵护，何谈其他？但做一个医生要把握宏观，就要有本事从简单处入手，这是我的看法，我的经验之谈。

4. 幼儿癌，与母体的抗生素残留有关

田原：越来越多的报道显示，近年来，恶性肿瘤成为幼儿死亡的重要原因。有些孩子刚出生，就查出肿瘤，他还没机会感冒发烧，甚至出现炎症，按你的理论来说，应该没有癌细胞生长的"土壤"？

董有本：我说一个例子，我昨天看了一个三岁零十一个月的小孩子，就得了肺癌，而且肝脾都有了。这么小的癌症病人，在过去是想都不敢想的事。他被父母带着看了很多大医院，都治不了，最后找到我。

我先要弄清楚，为什么这么小的一个孩子，也得了肺癌？不是说抽烟容易得肺癌吗？他全家人没有一个人抽烟。是先天体质的遗传？这个小孩子的爷爷、奶奶都80多岁，姥姥也80多岁，身体还很硬朗。从遗传学的角度，这应该是一个体质很好，不容易生病的孩子。后来我就跟他父母聊天，问他母亲：你爱不爱感冒？这个小孩子爱不爱感冒？感冒了都怎么处理？

他妈妈就说，大夫你算问着了，我小时候经常感冒，现在身体也不好，老感冒，一感冒就上医院打吊针，反正当时是好了，就是去不了根。我说你知不知道，你把你自己的孩子给害了？就是因为你抗生素打得太多，在体内的残留太多，这些个东西最终也会在你怀孕的时候，累加到你的孩子身上，母子是一体的。

田原：抗生素过量能引发癌症，也得到了西方医学的证实。美国就做过一项长期的跟踪研究，结果发现：在17年里，合计使用抗生素超过500天，或者超过25次处方的人，患乳腺癌的风险增加2倍；芬兰也对1000名女性做了跟踪研究，发现50岁以下，使用抗生素治疗尿路感染的妇女，患乳腺癌的风险明显比其他人群高。最终得出一个结论：长期使用抗生素，降低人体免疫力、抗癌能力，对内脏造成损害等等。

董有本：我告诉你，现在的新生儿，一是怪胎多，二是白血病、癌症等病多，其中相当一部分原因，跟母体有过多的抗生素残留有关。

按中医的道理来说，这个三岁的小孩，就是因为他母亲的阳气被寒凉的抗生素伤害，母病及子，有可能在胎儿期，这个小孩子的脏腑功能就已经受到损害，可是这种损害，仪器未必能查出来。一些医院甚至会给小孩子直接上激素，效果确实也很好，立竿见影，但是后果没人管。现代医学有没有思考为什么现在小孩子生病的多？家长想过自己的身体有没有问题吗？

5. 抗生素"遗传"，导致后代血型变化

田原：你过去也当过西医，对抗生素有独到的认识？

董有本：抗生素绝对没好处。人们现在都知道给作物打农药会有残留，但没人在意抗生素用多了它也会残留，对人的生命极其不好。

根据我在临床上的观察，很多人的血型都发生了改变。当然我说的不是 A、B 那个血型，是说这个血的本质形态发生了变化，不那么纯净了。

打个比方，在白血病病人中，很多人会出现病理性白细胞的增高，白细胞是血液中的重要组成部分，它也被称为免疫细胞，说明这种细胞是攸关人的免疫功能的。有些孩子，出生的时候没有检查出什么问题，可是家长发现孩子总感冒，感冒的人也容易出现白细胞增高，有些西医，就把它归为炎症，就总是打针消炎，病一次，消炎一次。消到后来，这个孩子的病根落下了，其实追根究底，可能就是他在母体中，血液成分就出现了改变，许多年之后，得了白血病。

像这种例子在我的临床中不少见啊，孩子的妈妈就哭，说我也没作孽，本本分分做人，孩子怎么就得了这个病？那我认为她首先要思考，自己以前是不是经常用抗生素，是不是小时候给孩子用了太多抗生素类药？

那么生下来就得白血病的小孩子，按西医的话说，说明他的先天免疫功能出现了问题。他的先天在谁那儿呢？必然是父母亲，尤其是孕育胎儿的母体！

也不是说所有的经常打抗生素的母亲，或者自己经常打抗生素的小孩子就一定要得白血病，但是，抗生素注射过多，将来长大以后还体质好、精气神足、什么病都不得的孩子极少。现在复感（注：反复感冒）的人很多，这跟自然环境、生存环境的改变有很大关系，好多人都是这样处理感冒发烧的：流鼻涕、咳嗽了，就自己吃点儿西药压回去，或者上医院打针，再犯再打。

田原：问题是，一个人的身体，一生能承受的药量上限是多少？超过了这个上限，体质会发生什么样的转变？很少有人说得清楚。

董有本：其实呢，什么是以人为本？什么是规范化？医院里面建立的病例可以做到这一点。可以了解和掌握。你看台湾，还有国外的电视剧，小孩子一发病，家长就送孩子到附近的医院，一般情况下，他的小孩子从小就在这个医院里看病，留有完整的病例。如果搬家了，小孩子的病例也要跟着转院，这就使得多少年以后，医生和家长仍然能从病例本上，对孩子的体质变化，有一个基本的了解，但这一点我们的很多医院做不到。在小病的时候，病

例本基本上形同虚设，病人也想不起来拿，医生也不认为需要看，反正你有症状，我就给你开药、打针。都没有考虑到他复感的根儿是什么，就不能从根本上解决问题。

田原：实际情况是，现代人普遍的抗生素使用过度。

董有本：对。过度使用。过去的医生使用抗生素和现在有什么不同？我以前做西医的时候，20万单位的抗生素，基本可以退烧。现在呢？有的用到80万～160万，再不退烧；激素就上来了，越来越狠。

我治的第一个小孩子的肺癌，才七八岁，现在基本上每个月都有几个小孩子来找我看病，以肺癌为主，有七八岁的，十三四岁的，还有几个新加坡过来的，十七八岁的少年。

老人们常说现在的孩子一代不如一代，抗生素的代代"遗传"是很重要的原因。

6. 过食农药、化肥加快了肿瘤的成熟

田原：从你的临床上来看，小孩子现在最多发的是什么癌？

董有本：什么癌症都有，还有骨癌，肺癌多一些。

田原：除了与过量使用抗生素有关，跟父母喂养不当，小孩子过食高热量的食物有关系吗？

董有本：当然有关系。现在都是每家一个孩子，过去一家少的都要4、5个孩子，多的有10个孩子，谁去管？管得过来吗？当然也不是说这10个孩子就什么毛病都没有。现在是什么呢？就这一个孩子，家长对孩子过于溺爱，把好吃好喝的全给他吃了，这是原因之一，但是我更注重现在这些农作物、蔬菜里的化肥、农药，它们撒在菜地里，那菜长得又快又高，给人吃了，尤其小孩子吃了有什么作用？它能加快肿瘤的产生和发展！

比如说一个人，他也曾经感冒发烧，或者脏腑、身体受到过别的伤害，但是，按照他的生命进程来说，他本来40岁的时候肿瘤才能长成，在现在的环境中，吃多了化肥、农药，怎么样呢？可能35岁就长成了。

所以我认为化肥和农药助纣为虐，加快了肿瘤成长、成熟的进程。我的观点，也不是说化肥、农药的使用过量让人长了肿瘤，而是它们使肿瘤生长、成熟的速度变快，就像它们能让植物的生长速度变快一样。

田原：这说明生活方式非常重要，小孩子饮食清淡，有利无弊。

董有本：我也这么认为，吃青菜，饮食清淡是有好处，但一定不能过咸，而且不是说就不能吃肉，要饮食均衡，什么都可以吃，但不能单独嗜吃某一样。

7. 发烧是在报警

田原：发烧这个问题似乎不可避免，似乎每个人都有过发烧的经历，我们今天说的关键是：正确认识发烧和控制体温至关重要。

民间中医董草原也曾经谈到体温的问题，他认为阴阳符号是最早的温度计。这样说来，人体的温度就是中医阴阳的量化，过高或过低，都意味着人体阴阳失衡了。其实体温为人提供了一个度，它随时警醒人类，超过这个度，生命就要进入另外一种形式。

董有本：这点我作为医生深有感触。比如很多心脏病和肾病的人，体温都偏低，大多时候处于35℃；而肺结核病人，发病时则会出现持续低烧，一般在37℃或稍往上一些……所以，认识发烧最重要。身体为何发烧？在什么条件下发烧？我觉得这些思考比"积极"而盲目的治疗更为重要！可惜，现在人们只要感觉发烧，就觉得如临大敌，火烧房顶了，得赶紧灭火。为什么不能换个角度想想——这种过热的温度，就像是城池上的锋火，这不是夺命之火，而是报警之火，警告你"敌人"入侵了，身体机能正在反抗，那么你用姜汤也好，适当的中药治疗也好，是为身体注入一股生力军，能够助战。

反而是有些人，迫不及待地就上抗生素、头孢，相当于把这把锋火一盆冷水给浇灭了，无视身体更深层的"战役"，这不相当于夺自己的命吗？

田原："本是同根生，相煎何太急"。体温的变化，能够反映人体内部的变化，也许是朋友不是敌人。它是另一种语言。我们要做的是读懂它，而非视而不见或者攻伐。

董有本：你不能说听不懂这种语言，就把它当成废话是不是？要我说现在一些医生，不负责任，给病人测量体温，就是走个形式，用温度计抽一遍拉倒，看你发没发烧，发烧就降烧药，不烧就感冒药，他不会考虑体温在哪个阶段，意味着什么，有可能存在哪些隐患？需不需要让病人预防哪些疾病的产生？他都不管。

8. "咸"伤气，也伤肺

田原：我记得在采访妇科大家柴嵩岩的时候，老人家就会建议女孩子都要准备一支温度计，随时监控排卵期。现在看来，每个家庭都需要配备一支温度计，然后到网上下载一个体温曲线监测表，每天早起睁开眼睛第一件事儿，先给自己测个腋下体温，填个表格。刚开始，咱自己不会看不要紧，头几个月，可以带着体温表，找有经验的医生咨询一下，看看上面起伏的线条意味着什么，等以后有经验了，自己就能排除和预防很多大病。

董有本：这是个好事儿，就是不知道几个人能做到。除了发烧这个事伤害肺脏，我个人经验认为：一个人吃咸的太多，也对身体没好处，对肺也没有好处。

田原：为什么？

董有本：最简单地说，吃咸的人都有个感觉，嗓子不舒服，发紧，咳嗽，慢慢发展呢，气管就也不好了。咽喉是人与外界气机交换的要道，你这嗓子和气管难受，气机就要不顺，肺脏的压力肯定要加大。要再从理论上说，了解一些中医的人，都知道咸入肾这句话，这不是说咸的对肾好，更准确地说，是"咸"进入身体，第一个就奔肾去。但是很少人知道咸能伤气，《黄帝内经》中就说到了"苦伤气，咸胜苦"，而肺又是主气机升降的，主与外界的交换之气。

田原：说到盐，让我想到苏轼有句诗：岂是闻韶解忘味，尔来三月食无盐。没了盐，山珍海味也没滋味儿了，尤其北方人口重，太淡的食物简直就食不下咽。在满足口感的时候，没有想到肺气也常年受到损伤。

董有本：有些机构似乎做过调查，北方人的肺癌发病率一直偏高，这里面除了冬天寒冷，是否与他们喜欢吃咸食有关呢？有个老爷子，得过肺结核，在临床上来说，属于治愈了。但稍微吃咸一点，马上就嗓子难受，甚至咳嗽，每次因为吃咸了咳嗽，他儿子送他去医院检查，几乎都能查出来肺部的炎症犯了，一试一个准。还有很多病人，肺有病，你一问他，都特别爱吃咸的。

还有支气管不好的人，也有体会，一吃咸了就咳嗽。尽管从中医辨证的角度来说，有许多不同原因都能引起咳嗽，但从我的经验来看，凡是咳嗽的人，必定是肺的问题。任由咳嗽发展下去，要我说肺癌就快了。

9. 没病就年轻，有病就显老

田原：我记得以前看一个综艺节目，有个嘉宾站起来讲话，是一个很瘦的、50多岁的老人，那张脸黄中泛青，眼睛也没有什么神采，眼珠发黄，我心想，这肯定是一个病人，有可能还是癌症。结果后来主持人一问，果然，他是一个晚期肝癌的病人。

依你这么多年的临床经验，能不能通过脸色大致判断一个人的身体哪儿有问题？

董有本：《黄帝内经》中说，心主血脉，心藏神，其华在面。一个人的神态，内心活动，都能在脸上看出端倪，也包括他的健康状况。我告诉你，最简单的，没病就年轻，有病就显老，这是一个大法。要再细分，中医专门有"面诊"，比如通过历代医生总结出来的：心衰病人面色黧黑，凡心脏病二尖瓣狭窄、闭锁不全者面色萎黄，双颧微红；肝硬变和肝癌病人面色甚黑或黑如火台；慢性肾炎尿毒症病人面色黯黑萎黄……

而在临床中，因为肺主气，有些肺癌病人就会表现出气虚的状态，平时面色苍白，没有光泽，懒得说话，也有些病人会出现面部的潮红，两个脸蛋红扑扑的，有别于健康人的是，他红中带暗，用术语说，叫"面如红妆"，好像画了妆一样，不是自然的红。

其实人与自然界之间就隔着一层"纸"，这层纸就是皮肤，而能透过这层纸，内观身体的，就是脸色。因为面部血脉丰富，使脸上的皮肤成了很敏感的"感应器"，一旦体内的血脉出现异常，就会从脸色上表现出来。

但是在临床上，即使是同一类型的癌症病人，因为病情阶段不一样，个人体质不一样，表现出来的症状就千奇百态，光说脸色的症状我说一年都有得说，对普通人来说，这个就不好掌握，要有很丰富的阅历和经验。

但有一点，凡是有病的人，一眼看过去，很明显的气色不好，晦暗，脸色不漂亮，这个时候，就算仪器诊断没有病，也不能说这个人是健康的。

田原：比如说肝癌病人，都有什么前期的征兆？

董有本：我给你举个例子。有个肝癌的病人，30来岁，脾气不好，动不动就发火，再不就是莫名其妙地情绪低落。他上医院查，大夫没查出来身体上有什么毛病，就说他神经官能症，说不好听的就是说他精神不好。

但到我这儿一来，我就看出他脸色不对了。他两边眼睛的眼眶青，脸也发青，我说你这是肝癌，给他诊脉、重新检查，果然是肝癌。

当然，有些病也例外，比如说有高血压的人，很多都看上去红扑扑，挺漂亮的，高血压也有底气很足的人，笑起来很爽朗，那个演小品的女演员就是一个很好的例子，这就容易造成一种健康的假象。

但是癌症病人的脸色就很诚实，他不好就是不好，等到把这个病医好了，整个人也会慢慢地漂亮起来了。我的病人里有很多这种例子，有一个得了早期肾癌的，他才30岁，但是看上去像是五六十岁的人，现在治好了，就像他本来年纪了；还有五六十岁的人，治好以后年轻了差不多10岁，像两个人，她跟我说，自己脱胎换骨了。

中医面诊口诀歌

→

凡看病，望为先。	精气神，最重要。	脏腑位，要牢记。
多重影，应分清。	病多端，起气血。	面色青，主寒痛。
面色泽，气血充。	面色赤，定有火。	赤如妆，乃虚火。
面色黑，肝肾见。	面㿠白，主虚寒。	白无华，是血虚。
面黄泽，为湿热。	面黄暗，病肝肾。	额头亮，精神爽。
额头暗，有灾殃。	眼有神，无大病。	眼无神，精气虚。
眼色红，内有火。	眼白黄，病肝胆。	虹膜缺，主脑病。
胃环大，有中毒。	黑纵线，是炎症。	黑凹陷，伤器质。
皮炎痒，虹周灰。	血管硬，白圆环。	虹膜诊，学问大。
同心圆，是关键。	多节段，排成环。	环环扣，象全身。
眼为鱼，贵明亮。	鼻光泽，无大病。	鼻色青，主寒伤。
鼻色白，主伤血。	鼻土偶，胃气绝。	鼻不正，病不轻。
鼻有痣，病陷危。	人中明，无大病。	泪堂下，宜饱满。
青黑干，主肾虚。	夜不寐，多伤神。	沟平坦，性无力。
人中疔，主胃火。	人中歪，命不长。	唇淡红，无大病。
唇色白，主伤血。	唇青紫，寒痛瘀。	面光亮，为水积。
面黄黑，脂肪肝。	耳面焦，防癌症。	面清瘦，宜小心。
如无病，必长肉。	十步外，眉目清。	无重病，必长寿。
部位明，五色清。	知色克，可万全。	

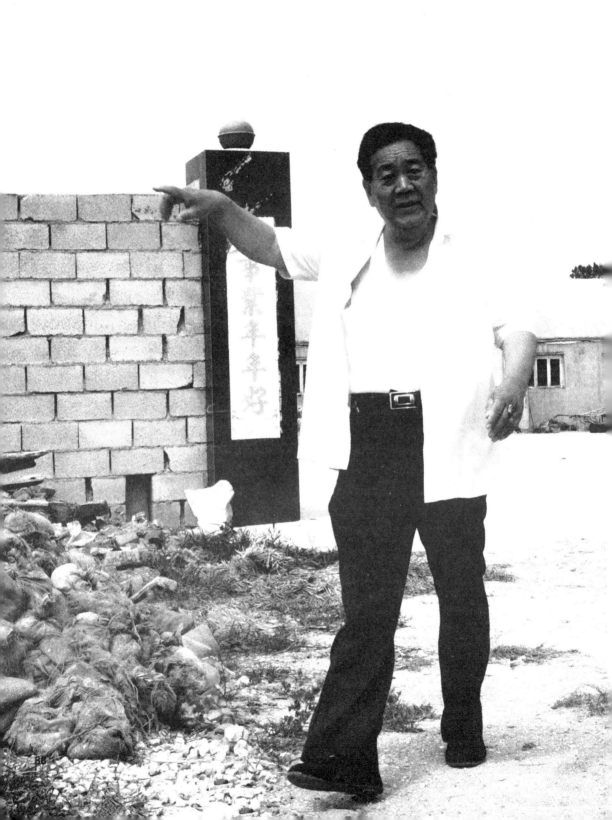

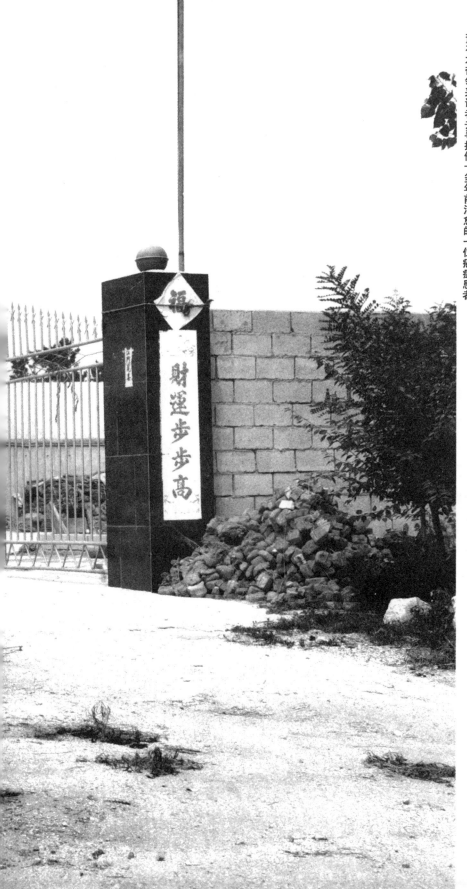

董有本带领采访者去寻找他十多年前治愈的一位癌症患者

之三
肝癌生成法：男人的酒，女人的气

在董有本诊所我们遇见了莱州农村儿童赵赫洋，2009年7月患肝糖原累积症，经董有本治疗，现已基本康复。8岁的小赫洋对我们说："我以后要考中医药大学！"

赵赫洋与笔者聊天

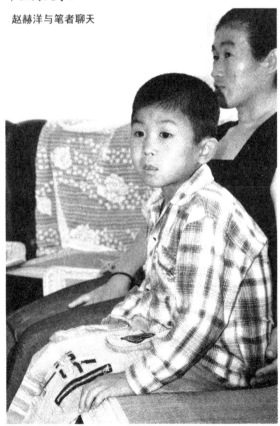

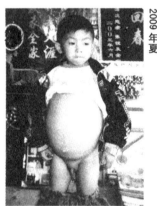

2009年夏

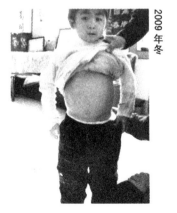

2009年冬

1. 嗜酒如命的人，得了肝癌见酒也烦

田原：与肺癌相比，肝癌的行踪要更加诡秘，很多人平时不会出现乏力、消瘦的症状，而一旦出现症状，就是中晚期；还有很多病人，在常规体检中，突然发现了肝癌，这之前也是毫无征兆。我们国家目前是全球肝癌发生率和死亡率最高的国家，以你的经验来说，肝癌的产生与什么有关？

董有本：要我说，男性得肝癌的原因就是大量喝酒造成的，即使不是肝癌，也容易得其他的肝病。

这不是个新鲜的话题，现代医学对肝癌病人进行了调查，认为58%以上的肝癌病人，是喝酒喝出来的，如果这个调查只针对男性群体，那么我认为实际的比例比这个数字还要大，从我的临床上来看，至少70%的男性肝癌病人，都是喝酒造成的。

尤其是经常喝醉酒的人。

从现代医学的角度，一部分人认为：酒精进入身体之后，乙醇在内部机能的作用下，会产生一种叫作乙醛的物质，能够致癌。

但中医又有另外一个角度。

这个酒喝下肚以后，人感觉脸面发烧，全身发热，就觉得它是一个热的东西，但是中医里，任何液体的物质，都是属阴的，是凉性的。之所以会觉得热，是酒气热，因此在很多的中医经典里，都会写着：酒，气大热。但最终被胃吸收，被身体吸收的，是酒液，是一种寒凉的物质。

喜欢喝酒的人有体会，酒席正酣的时候，人确实感到热气外涌，所以以前的文学作品或者电影里，都有台词，说：喝杯酒暖暖身子。但是酒劲儿一过，有的人就要感觉到发冷，尤其长年喝大酒的人，他喝酒的时候很好，要是让他把酒戒了，他比一般人还要怕冷。

田原：过去老人常说，喝凉酒，花脏钱，早晚是块病。可见经验之谈。

董有本：这是老百姓的生活经验，很有道理。人的五脏，之所以被设计为藏在腹腔中，除了因为它们是生命的关键，又脆弱易伤，也是因为它们需要阳气的温煦，才有动力，从理论上来讲，《伤寒论》里面讲得很清楚，脏腑里面得病，还得分脏和腑，脏病用温法解之，腑病用下法解之。就说明五脏不得受寒凉。而寒凉的啤酒进了肚子，对五脏六腑都是伤害。

所以很多嗜酒如命的人，等到肝病了，不用谁劝，他自己就喝不下去了，见了酒就烦。

我曾经有一个邻居，他不爱吃饭，面黄肌瘦的，喝了半辈子酒的人，突然不喝了。不但自己不买酒了，他老婆看他这样，心疼他，主动买酒给他喝，他都不想喝。后来我给他看，我说你得了肝癌了，他还把我骂了一顿。但他心里害怕，就去医院

做 CT，果然肝癌晚期，做完手术，没过几个月就死了。

我在临床上发现，现在有好多肝癌的病人，只要是男的，我都要问他喝不喝酒，他说喝，我说你是不是现在看酒就不想喝了，觉得烦，他说就是。我说那是因为你喝得差不多了，你的身体再也没办法承受了，它为了自保肯定就要抵抗到底。

田原：董氏理论：嗜酒如命的人，得了肝癌见酒也烦。但是每个人体质不一样，表现出来的酒量就不一样，有的人喝一两就不行了，有的人天生的"海量"，喝一斤都没事儿。

董有本：这也从一个侧面，说明不同人的身体，能够代谢的"酒毒"也是不一样的。所谓"酒毒"可以理解为身体不需要的，有害的物质。但不是说酒量好，身体、肝脏就不会受到伤害，只是说你喝一斤的人，比喝一两的人，接受的程度不一样。

为什么以前能喝一斤的人，得了肝癌，连看酒都不想看？说明以前他的肝功能是正常的，他天赋就可以接受这么多的酒精，能够很好的把有害物质排出身体。但就算是白水，流经一个地方久了，还会留下水垢，肝脏的代谢功能再好，也受不了每天都代谢这么多的酒精，慢慢地，你发现那本来酒量很好，喝多少脸色都不变的人，突然酒量下来了，喝点就脸红，他的肝脏功能恐怕就已经出问题了，到达一个临界点了，没办法很好地分解这个酒精，排出毒素。这个时候，一定把酒停下来，不要再喝了，晚上多睡些觉，平时以粥代饭，养养身体，给肝脏减减压力。

如果到了严重的肝癌阶段，肝脏呢，就彻底拒绝干活儿了，肝癌病人后期的腹胀、腹水不就是这么来的吗？应该排出去的东西，都存留下来。在这种情况下，看见酒肯定烦。

2. 就是小孩子得肝癌的少

田原：对那些郁闷的人儿来说，喝酒是一种解脱，放松的方式。我认识的一个朋友，只有喝酒才能说话，而且滔滔不绝。你在旁边看着，就会感觉他绝对是一个"病态"的反应。其实肝气本来就抑郁的人，再大量喝酒，看上去精神解放了，却让肝脏更受伤害。导致内里的变化不知不觉地累积。一旦发作就是积重难返，悔之晚矣。

董有本：我说上班生点气，越生气越想喝酒，还喝凉啤酒，对身体绝对没好处。中医常说疏肝理气，是说肝脏像春天的树木一样，需要一片广阔天地，需要和风细雨，让它尽情伸展。肝又主情志，心情压抑的人，肝气必然就是郁结了，这个时候，或者到野外玩一玩，暂时离开这个竞争激烈的环境，或者看些开心的电影，哈哈一笑，唉，气通了，人就不郁闷了，很多事情自然就想通了。

为什么人喝闷酒容易醉？因为那个酒进去之后，不但不能舒解肝气，连酒气也被憋在里边，除非是一群铁哥们儿，好朋友在一起，说些快乐、高兴的事儿，喝点酒，酒气在体内通畅无阻，感觉才舒服，快活似神仙。

但是这种舒服，也只是暂时的，等到曲终人散，又回到现实中了，又觉得挺孤独，还挺疲惫，长此以往，也解决不了根本问题，反而怎么样呢？被凉酒伤了脾胃，伤了肝脏。

现在，我的临床上，就是小孩子得肝癌的少。一般得肝癌的，都在30岁往上，一直到五六十岁左右的人。尤其是做业务的，或者自己开公司的，有了癌症，很多都是肝癌。有一个开贸易公司的老板，我问他，你知不知道就是酒把你害了，喝多了，喝成了这个病？他说我不喝不行，应酬必须喝，但以后我肯定不喝了。

我说，你不喝了也晚了呀，我就算治好了你，你这中间得遭多少罪呀？有的人还没得肝癌，得了乙肝、脂肪肝，还在喝。你今天跟他说，你这么喝将来很可能得肝癌，他无所谓，反正活一天算一天，其实等到真出事儿了，谁都怕死。

还有我临床上发现喝啤酒得膀胱癌、前列腺癌的人越来越多。

田原：我觉得你很反感凉啤酒。

董有本：我认为啤酒中有一种酸性物质。为什么憋尿的人容易得膀胱癌？晚上感觉有尿，懒得起来，憋一宿，憋到第二早上才去上厕所，时间长了就容易得膀胱癌，因为尿液本身也是酸性物质。有尿感，提醒你应该把废物排出去了，你不动，就让它在膀胱里"泡"着……憋尿也是一种伤，伤害了膀胱的机能，那自然这个器官会生病，这其实是一个很简单的道理。

田原：这些常见问题往往不被人们重视。遗憾的是人们没有对自己的身体、对生命有尊重和细致入微的呵护，导致身体

遭受了很多伤害。我们的谈话使我再一次感受到所谓大道至简。

董有本：现在人都活得太复杂，想得太复杂，简单的就不认为是大道，觉得没有权威感，不可信。其实一切好的，坏的，健康的，不健康的，都是从生活中点点滴滴累积而来，不同的是有些人多有建树，有些人水滴石穿。用"红灯记"李玉和的一句话：两股道上跑的车。

3. 热着喝酒防肝癌

田原：酒啊，真不知道怎么谈这个酒！万般矛盾，怎是一个酒字了得？

远不说中国的酒文化代代相传。回到当下生活，酒，几乎涉及各个领域，"感情铁不铁？铁！那就不怕胃出血！感情深不深？深！那就不怕打吊针！"这种大的社会境遇，为了男人气概、义气、生意等等原因非喝不可。唯独在酒的问题上，中国男人不能说不！前些日子在网上看到一则帖子，说是某领导为人公正，年轻有为，却40岁不到就死于肝癌，据说在世的时候，是酒界英豪，因为来者不拒，在朋友圈里是出名的仗义。他家里人还准备为他申请"烈士"。

我想读者看到这里，尤其喝酒的人，一定会问：难道为了活着，就一定滴酒不沾？人生岂不更加郁闷？

董有本：我认为什么呢？人活一世，吃好、喝好也是一种享受，我也听说过一个笑话：说是一个患者在医院里看病，医生说你从此以后不能喝酒了，他说我坚决不喝了，医生说你也不能抽烟了，他说我已经戒掉了。医生又说，你这个病也不能近女色……患者说，我不近女色。医生这个时候抬起头看了他一眼，脱口而出：我说你这个人活着还有什么意思？

有人说我们是凡夫俗子，享受的就是生活的百般滋味。我说，没问题。但不能因为贪图享受，就把自己给毁了。酒，我是不建议喝，但是，如果你觉得难受，或者因为重要原因，非喝不可，就养成习惯：少喝，喝烫热以后的酒，必须要烫了再喝。

田原："暖酒红炉火，浮舟绿水波"。可惜现代人就知道中国传统的酒文化，不知道暖酒喝，品酒才是真正的喝酒。那才是一个意境，真正的酒文化。

董有本：在中医里面，酒本身也是一味药，每天喝一点能活血通络。但一定是真正的酒。我们可以追问一下，你敢说你每天喝的酒都是"粮食精"吗？那么，面对假酒你用什么来拒绝它的伤害呢？

现在假酒太多，它酒中的乙醇含量是超标的，甚至有些酒用工业甲醇来勾兑，这就是害人。前一阵子不是还查出来有些地方做假茅台，在里面兑敌敌畏。应该说现在的酒不安全了，肝脏又是过滤毒素的，最终这些有害的化学物质，都要经过肝脏的过滤，滤不出去的，就积留在肝脏里面，得肝癌还稀奇吗？

烫酒还有一点什么好处呢？这是对身体最大限度的一个保护，可以用小酒壶，放在开水里烫一会儿，凉酒变热酒，一些化学成分，也能蒸发出去。要我说，最好能定一条法律，每家提供酒水的饭店，都必须给客人热酒。

什么事都有一个度，肝脏功能正常的人，稍饮热酒，可以助长寿；但是一旦过量，一定是百害而无一利。

终归还是不喝为妙。

4. 爱生气是一种病

田原：有调查显示，男性患有肝癌的比率是女性的 4 ～ 8 倍，有中医专家说，这是因为女性相对男性来说，没有那么大的压力，在受了委屈或不公的时候，可以哭，可以发脾气，这也是一种舒解肝气的办法。

董有本：这也是一个度的问题，偶尔觉得心里不痛快，发个小脾气，哭一会儿能舒解一下，然后又跟没事儿似的，开心地笑了。但是我看过的女性肝癌病人，一般都是气性特别大，点火就着，而且是长年如此。大到什么程度呢？骂人，让家里人和邻居都到了无法忍受的程度，其实她自己也气大伤肝。还有一种，正好相反，很敏感，但她不发作，生闷气，一气起来就不依不饶。

我就见过一个女人，就因为有个女的给他丈夫打电话，还是以前的同学，生起气来，跑回娘家不回来了，他丈夫怎么解释都没用。在娘家她也不好过，成天就是哭，跟自己过不去。有人说，哭和发脾气，是必要的宣泄，可以帮助清理一些心情的垃圾，保持情绪的一个平衡态，那是好事儿。人的情绪也需要代谢，否则憋在身体里就是祸患，是病根儿，没错。可是要像这两种女人，发脾气和哭已经成为生活的常态了，那离病就不远了，即使不得肝癌，也比一般人，更容易得乳腺癌、子宫癌。因为这些器官都在肝经上，就好比一条马路上的几条巷子，哪条巷子"堵"了，整个路就都不会顺畅，而且不一定在哪个拐角的地方，就发生车祸。肝气不舒的人，最终得的不一定就是肝癌。

但也不能怪她，好多时候，她是身不由己。从中医的角度来说，一个健康的人不会爱发脾气，爱生闷气。但偏偏很多人呢，不觉得爱发脾气是一种病，就以为是这性格，改不了。

我之前有一个朋友的儿媳妇，心地其实不错，对公公、婆婆都很孝顺，但就是长年的，嘴上不停，见谁就喜欢数落谁，而且脾气爆的，连自己丈夫孩子平时都谨小慎微，深怕招惹她。我那时候就劝她，有意识地去学些佛经也好，或者下棋、插花，甚至打太极拳都行，达到一个怡养心情的目的，慢慢地，这个脾气就会变好一些，不然再这样下去，她的肝脏就要生病。她也没听我的，结果没过几年，就是一个肝癌。

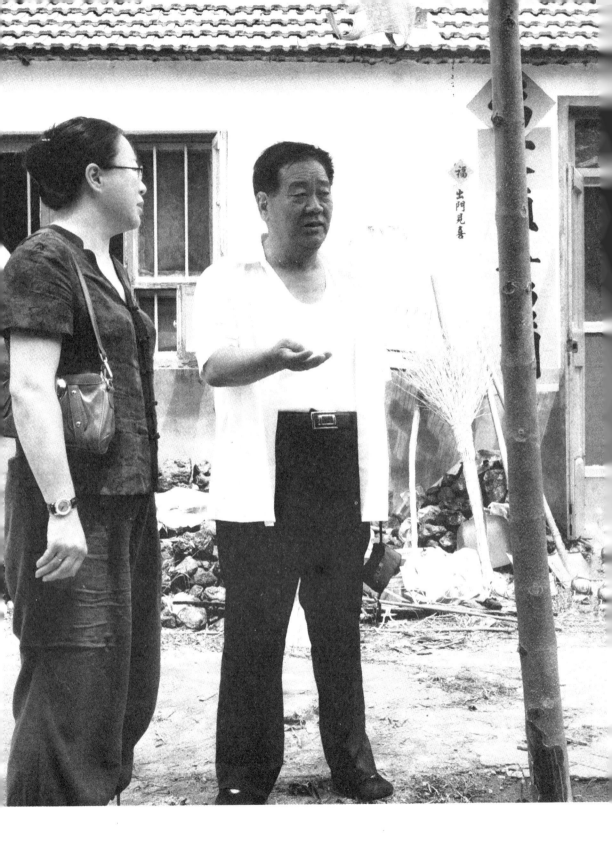

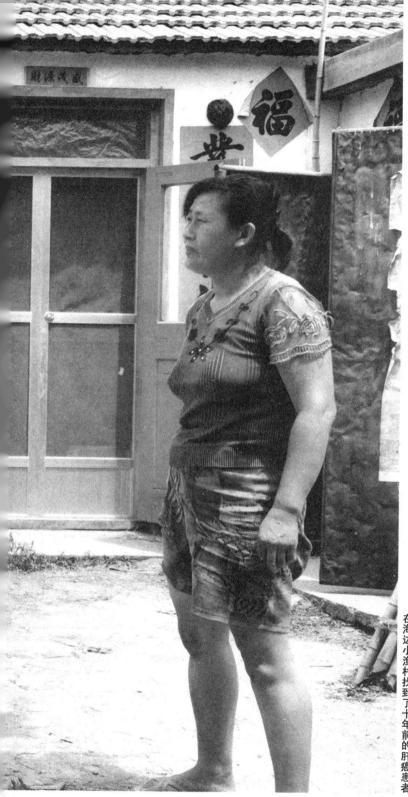

在海边小渔村找到了十年前的肝癌患者

之四
从生活细节里淘长寿宝

1. 都是胸罩惹的祸

田原：有个女孩，单位做体检的时候，查出了乳腺增生，据她所知，她的 20 多位女性同事，都查出了乳腺增生，她们大多年龄在 20 岁左右，并且很多都还没有结婚。这样的情形，在其他单位也有发生。这似乎是一个悖论：表面上女人们风光无限，腰肢婀娜，内里却是危机四伏。因为乳腺增生的背后充满险情！是现在女性压力大，抑郁多，还是肝气瘀滞，抑或其他原因导致了乳腺疾病？你怎么看？

董有本：压力大，肝气不舒，情绪压抑，肯定也是乳腺疾病高发的原因之一。但我认为还有一个更重要，却被很多人忽略的因素，就是现在女性的胸罩穿戴不当，穿戴过紧、过久。而且从我的临床上来看，有相当一部分的乳腺癌病人，都是这个问题引起来的。都是胸罩惹的祸。

我对女性内衣不太了解，但从电视上，各种媒体上，都能看到女性内衣这二三十年的巨大变化，其实这背后，也是女性观

念的变化。讲究形体啊，怕胸部变形，穿着那种带钢箍，能够起到托胸效果的内衣。身体是有它自然形态的，非要找个东西把它给定型、包装，表面上看起来是美了，其实胸乳都遭殃了。

胸罩不是不可以戴，但要戴一些棉质透气，对胸乳压力没有那么大的。如果从生理角度来说，乳房是为了哺育后代而设置的，正因为它有很重要的哺乳作用，所以它的血管就特别丰富。这是天地的造化。

田原：现代女性乳腺癌高发的重要原因之一，是穿着胸罩不人性化？

董有本：最简单的道理，勒太紧了，血流不畅，就会造成局部的瘀血，必然要增生，要造成伤害。在它增生的时候，及时挽救，让乳房的血管达到一个通畅的状态就还来得及，如果继续忽视下去，尽管现代医学认为乳腺增生与乳腺癌没有必然的因果关系，但是增生的乳腺，如果受到意外刺激，就极有可能转化为癌症。

能够刺激它的原因很多，长期的肝气不舒，情绪压抑是原因；不小心拉伤，或撞伤，也可能是原因；生育之后，给孩子挤奶，可能别的女人很粗鲁地去挤，才会伤害乳腺，得乳腺癌，但是有增生的人，稍用力过重，就比一般人更容易受伤……

现在乳腺增生和乳腺癌的发病年龄越来越低，我治过一个最小的乳腺癌病人，才 16 岁。

田原：16 岁的乳腺癌也和胸罩有关？

董有本：必然是原因之一。说实话，那些模特都穿着各式各样的内衣，在台上展示，给人的印象是什么？女性内衣，已经不只是生理上的需要，它是一种时尚，一种美。所以好多小姑娘，才十二三岁，她发育得也快，家里人就给戴胸罩，也戴那种带铁箍的，这不是害她吗？她在发育中，而这些东西在某种程度上束缚了正常发育。一旦她真的得上了乳腺癌，再治疗不当，或切除了乳房，后半生就算是彻底毁了。

田原：乳腺癌，女性的高发病，不是某一种原因造成的，但是，这倒是一个更为简单的线索。值得思考一下。在我们身边的一些老人，年轻的时候根本不知道胸罩是什么，到老了，也习惯只穿个背心，乳房情况也大都很好。

董有本：胸罩也不是说完全不能戴。像刚发育的小姑娘，一定不要给她戴什么流行的，铁箍的，就是纯棉的，那种运动内衣，防止她运动的时候拉伤就行，对孩子的发育和健康都有好处。成年之后，没办法，要有个体面的形体，那么也尽量选择合适，舒服的。而且晚上睡觉或者平时不需要出门的时候，就尽量不要穿，让胸乳这块儿，得到一个喘息和放松的机会。如果人都不健康了，硬是塑造出来一个形状，又有什么意义呢。

田原：好。我们在这里还是提一些建设性的意见，建议女人在内衣上，多一些心思，既要美丽，更要保护好我们的乳房。

2. 子宫病事出有因

田原：董医生很有见地，在于你的疾病理论没有脱离生活，尤其你对癌症的认识，更是独辟蹊径。强调来自于生活中，大大小小的内伤、外伤。比如肺癌和肝癌的形成，是以炎症对脏腑的伤害为基础；女性乳腺癌则是胸罩穿着不当，对娇嫩的乳房组织造成了也许不明显的外伤、瘀血。子宫癌呢？前提也是因为身体里的"伤"？

董有本：子宫瘤和子宫癌是怎么来的？要我说，绝大多数，都有过人工流产的经历，这是一个基础。这也是受伤。

过去自然生产的人，谁听说过子宫肌瘤，子宫癌这回事儿？也有，但是少。现在不一样，很多女性有子宫肌瘤。四十岁左右的有，二三十岁的也有。瘤是什么？在中医里叫做癥瘕，是说这儿的气血瘀滞，瘀血内结，才形成的一个异物。自然生产的人，身体这套系统，是做好万全准备的，它把从怀孕初期，到孕中，到生产的全过程，应该有什么样的反应，应该留住、排出哪些东西，都准备好了。

健康的人，生完孩子，所有瘀血都会在生产当时或过后，通过排出的方式，达到一个清洁子宫的目的。但是人工流产不同，它不是身体的自主选择，也不是一个顺应自然的过程，那么身体机能，也就没这个义务要将瘀血尽数清除。很多今天得了子宫肌瘤、癌症的女性，就是早年做人流时，瘀血没有除净，慢慢身体自生出一层粘膜包裹上了，成了身体的一部分，成了瘤。

还有这个无痛人流带来的隐患：人受伤了，喊痛，医生听到了，手法上就要更注意一些，起到自我保护和防止继续受伤的作用。但无痛人流，她自己都不知道痛，拿手术刀的医生因为不能感同身受，就要求他的手法和手术技术绝对一流，绝对负责任。可是，我听说有些手术的医生一边聊天一边做无痛人流，手轻、手重，伤到了子宫，当时不会知道。

所以说，咱们老祖宗有一句话，叫事出有因。没有什么病找不到它的根儿的，只不过当时种下种子的时间久了，你就想不到，哦，原来是因为那件事才导致了今天的病果。

田原：有的人说，我也做过人流，我怎么没事？

董有本：那我会跟她说，要不你去查查？现代医学所说的出现某种病的症状，是说它已经达到了这个病的度。没发病不等同于就没有病，相当一部分人可以带瘤生存几十年，没问题呀。但是到老了，七八十岁了，月经又来了，一查是子宫癌。

很多老年人的子宫，后来在检查的时候，都查出了肌瘤，只是她自己不知道而已。也有到老也没发癌的，是因为她还没到那个度。

我治好过很多子宫肌瘤和子宫癌的病人，其实就是瓦解了气血瘀滞的这个肿块，再对"伤口"进行清理，然后又将这些异物，通过排便或月经的方式排出体外，所以病人再来月经的时候，就能看到明显的血块类物质。不只子宫肌瘤，我在临床上治疗的很多癌症，都是这个道理。

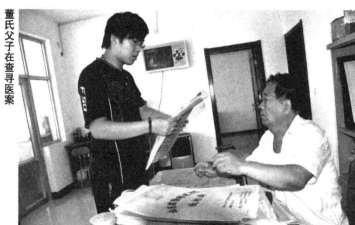

董氏父子在查寻医案

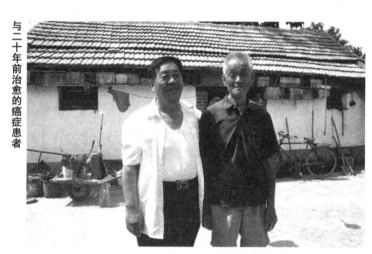

与二十年前治愈的癌症患者

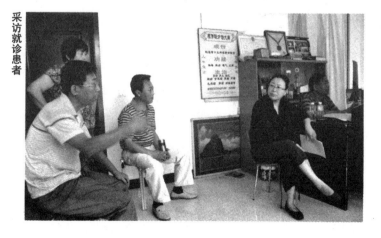

采访就诊患者

3. 饭桌上气出来的胰腺癌

田原：当初你偶遇"秘籍"，治好了自己的胰腺癌，经过这么多年对癌症的探索和研究，回过头来，你觉得自己当初为什么会得胰腺癌，或者说什么样的人更容易得胰腺癌？

董有本：我用一句话就能总结，就是吃饭的时候千万不要生气，否则就容易得胰腺癌。这既是我的临床经验，也是我的亲身体验。

我得胰腺癌，就是因为以前总在吃饭的时候生气。为什么我会说往后得胰腺癌的人越来越多？因为大多数人还没有意识到，老祖宗为什么会留下食不言，寝不语的警句。现在大家都忙，很多个家庭，平时上班、上学，见不着面，回家以后，女人做饭做菜，男人看电视，看报纸，饭菜好了吧，就在吃饭的时候，家长说孩子，老婆说老公。

你这个时候说他，再好脾气的人，心里也有股气，他又要吃饭，这股气又不得宣发，就被压回去了，食物进了肚子里，消化得也不好，会产生滞留。每个人都会有感觉，一边生气一边吃饭，胃里觉得胀，吃进去的东西都不消化。

现代医学对胰腺癌很头疼，也找不准它的发病机理，也就无从预防。其实人的很多病，往往没有实质的因素，就是一口

气儿没顺过来，"又气儿"了。比如说，一个人，就因为几十年前，吃饭的时候，跟自己老婆生气，就落下一个打嗝的毛病，一着急就打，打上就不停，有时候晚上连着打嗝，连觉都没法儿睡。到医院检查，大夫说哪儿都挺好，打嗝是因为横膈膜痉挛收缩。怎么治呢？没办法。因为他哪儿都没"坏"呀，既没炎症，也没实质性的损伤，但就这口气，你说你怎么办吧？

田原：吃饭生气得胰腺癌，这方面做过调查吗？

董有本：在我的临床上做过调查，我的病人我都会去问，再有就是我自己的经历了。我又不能用仪器，给他照一照，看看这口气是怎么让他得了胰腺癌的？不是说每一个吃饭时生气的人都会得胰腺癌，他也可能得胃病，肝病或其他病，但是，从我这么多年的临床经验来说，这是造成很多人胰腺癌的重要原因。

所以我就经常劝大家，尽量在吃饭的时候不要说孩子，不要吵架、生气。把这个理念对所有家庭宣传一下，有什么事，吃完饭再解决。如果没忍住气，吵起来了，生气了，到药店买些顺气丸，把这个气排一排，别滞留在心里，但不要把这个东西当成常用药来吃。

4. 小伤痕，也可能种下癌症的种子

田原：听你说了这么多，很多人会觉得恐惧，好像谁都有得癌症的可能。一不小心，就会受到伤害；一点磕碰，都会留下隐患；一点束缚，都会造成瘀血。

董有本：其实我们谈的这些都是一道道警戒线，用它在时刻地警醒大家，这也是我的一个中心目的：时刻警惕小伤小害，重视身体的"预警机制"，比如生气了，骨伤了，发烧感冒了……这些才是预防癌症的根本。

除去更大的环境因素，癌症的产生，我认为和生活中许多不经意的伤害密切相关，出现癌症，只是累积到了一定程度。

有人说我，你就是职业病，看谁都有病。其实用老百姓的话说，人真的很脆弱，咱们看很多人，昨天还好好的，今天就病了。关键是老百姓不在临床，看不到这些病人的故事。我这40年总结出来一句话：十人九病。每个人都有病。因为身体是有自然磨损的，再省着用，也只是比别人用得久一些，如果大吃大喝，熬夜纵欲，或者过度劳累，不精心保护，就是加快它磨损的程度，到了底线了，很多病就都出来了。

我治过一个小孩子，才16岁，就是运动的时候不小心，摔了，被石头硌了一下，就在这个被石头硌到的位置，生了骨癌了。现在有的老爷子，上了年纪，性子倔，走路横冲直撞的，他不考虑自己已经上年纪了，还当像年轻人一样用他的身体，结果有的摔了一跤，就中风了，有的头磕到哪儿，就磕出了脑瘤……

外伤也是肿瘤产生的基础，要保护好身体，不要让皮肤、血管、骨骼乃至气血的运行受到一点儿伤害，就轻易不会给癌症留有余地。

田原：大多数人不在意小磕小碰，你很不同，刚才赵老师的手被门挤了一下，我们都觉得无所谓，过几天就好了。但你马上就用活血化瘀的药。

董有本：对，把手指的瘀血散开。

你今天不管它，让被挤的这个地方气血不流通，将来可能就有隐患，所以我第一时间要把这个隐患解决掉。诸葛亮说勿以恶小而为之，勿以善小而不为，用在我们的身体上，就叫勿以伤小而轻视之。有的人打网球、羽毛，热身运动没做好，或者接球太急，姿势不对，一下子抻着了，没过几年，乳腺癌就来了，但她绝对不会想到跟若干年前的某次运动拉伤有关，其实道理就这么简单。

田原：说到运动的话题，现在大家都很忙碌，很多人只能在下班后，或者晚饭后去跑步、去健身房运动，让自己大汗淋漓。大汗淋漓，是否是你的排毒理念？

董有本：这不好。运动本身很好，但是要适度，不只是在运动量上要适度，包括运动时间的挑选，是不是适合你的年龄、体质等等因素都要考虑进去。

从中医的角度来说，到了下午，阴气上升，阳气下沉，人也应该安静下来，该休息了。中医又说"汗为心之液"，这个时候大量出汗，首先就是对心脏的不利，因此任何年龄段的人，都不应该选择晚上作为锻炼的时机。

而且运动不应该以出汗为目的，快跑不如慢跑，慢跑不如快走，尤其老年人，经常溜达、溜达，这就是最好的运动，微微出些汗就可以了。现在老年人都挺勇敢，挑战生命极限，年轻人做的运动他也做，也去压腿，跑步，而且运动量还大。确实，有些人的身体能够承受，甚至运动让他长寿，但这部分人，很大程度上是因为他从年轻的时候就保持了长期运动的习惯，他的身体经过一个长期的训练，已经比较舒展，就不容易受伤，但对大多数老人来说，运动过力，病就来了。

5. 多喝粥就是少生病

田原：生命其实并不坚强，它很脆弱，需要如履薄冰、谨小慎微地去对待、呵护。

董有本：说复杂也复杂，说简单也很简单。第一尽量少用西药，抗生素尽量少用；第二吃饭要规律；第三点，男人少喝酒，男女都要少生气。现在整个社会都浮躁，人和人之间，有时候还没说上两句话，就开始骂起来，打起来了，气大伤身，对谁都没好处。

田原：你所说的吃饭要规律，太笼统，什么算是规律？仅仅是一日三餐吗？

董有本：早上喝粥，晚上喝粥，多大年纪都喝粥。粥是最好消化的食物，对身体来说，就是减小它的负担，减少磨损，就能健健康康地颐养天年。为什么我们莱州人很多长寿，莱州被中国老年协会评为长寿之乡？这儿的人每天就早上喝粥、晚上喝粥，我做过这个调查的。我现在晚上也必须喝粥。

但是喝粥不代表不能吃肉，只是要选择好什么时间吃，怎么吃，吃多少的问题。我认识一个老太太，她活到102岁，生活还能自己打理得井井有条。她一天三餐很简单，早晚都是喝粥，一碗粥，但中午她都吃肉，怎么吃？不做红烧肉，红烧排骨什么的，她就把那个肉炖的烂乎乎的，只吃一碗肉。如果是烧烤、炸的肉类，就不要吃了，很难消化。

田原：老年人可以接受喝粥养生的理念，但是年轻人估计很难做到。

董有本：那是因为他没有危机感，他还觉得现在身体健康，还没想到生病的时候，快死的时候有多恐惧。像我就是死过一回，现在怕死了，知道粥有好处，我就经常喝粥，或者喝点疙瘩汤，吃点儿稀的食物。为什么喝粥好？比如玉米面粥，磨得精细，晚上喝碗粥，也觉得饱了，它消化得快，上几次厕所就消化出去了。要是吃肉消化得出去吗？人到了晚上那个胃的蠕动也慢了，你给它那么多不好消化的东西，它消化不了就存下来了。要说这个道理呀，谁都明白，说到底还是没有危机感，还体会不到多喝粥和少生病的关系。

尤其早上起来，胃空了一宿，先喝点粥，或者喝点热水，给胃肠一个适应的过程，咱们看看，饮食讲究，保护脾胃，脾胃健康的人很少生病，人也显得年轻。尤其小孩子，胃肠娇嫩，早上喝粥比任何营养品都好。

田原：小孩子不爱喝粥，这个我很烦恼，我自己的孩子就不爱喝粥，有什么办法呢？

董有本：从中医的角度来说，小孩子是纯阳体质，他本身就是一种阳气内盛的表现，所以相对喜欢吃凉的东西，不爱吃热的。还有一个原因就是他嫌麻烦，热粥，又不能吃快了，得一点点喝，没有耐性。那么，咱们就有了办法，这很容易解决，他不喝热的，就晾凉了，再让他喝。

田原：唉，一句话就解决了困扰我很久的问题。

董有本：特别小的孩子，少放一点点糖，是甜的他就爱吃了。西餐多甜，小孩子都爱吃甜的，都爱吃糖。为什么西方人的饮食观念对现在中国人影响这么大？西餐跟中餐比味道比较单一，多是甜食。

中餐以咸为主，老祖宗说了，"和五味而食"，酸甜苦辣咸，苦瓜是苦的，他爱吃吗？不吃。不只小孩子不吃，很多大人也不喜欢。

田原：有人说你不喜欢吃的东西，是身体不需要。

董有本：我认为不是。一个甜，一个苦，随便问一个人，他都选甜的，这是人的一个本能，就像大多数人都愿意过安逸的生活，不喜欢过苦日子一样的道理。学了医，知道甜的吃多了会得病，但对小孩子，乃至很多大人来说，他不知道这个东西会致病，只知道这个东西吃着舒服。所以有的人喜欢吃甜的，喝豆浆、牛奶时也大量加糖，要换作你我，就不可能这么吃糖，因为我们知道甜的吃多了伤脾气，影响中焦的运转。

6. 杯杯冷饮，塑造阳痿帅哥

田原：20岁左右的男孩子来找你看病，都看什么？

董有本：看性功能方面的问题。主要是前列腺炎和阳痿。按道理来说，20来岁是男人生命的高峰期，体力、精力都充足，但是现在不行了，都不太"好使"。为什么现在离婚率这么高？有很多是因为男性性功能有障碍。

田原：的确有调查显示这个数据。那么，我们看今天的男人群体，从男孩儿到男人，"疲软"的人越来越多，你觉得是什么原因？

董有本：这都要在生活中找原因，因为没有谁能离开你生活的这个特定环境。

说大环境的污染，但不是所有的男人都是前列腺炎，阳痿。说东北寒冷，但不是所有的东北人都有关节炎吧？归根到底，就是个人的"行为艺术"。我经常说，得病和种庄稼没有区别，栽什么树苗结什么果，撒什么种子开什么花。咱们说，男人的性功能障碍，什么原因？我说就一个问题，吃凉的，喝凉的甚多！具体怎么吃，怎么喝，各有千秋。男同志自己可以考虑一下，细致地考虑一下，为什么是细致地考虑？还是那句话：小心驶得万年船呀。现在的男性，早上起来喝凉水，吃凉的食物，这个凉的作用呢，短期体现不出来，时间长了，男人的肾虚，性功能障碍就都出来了。

那么，为什么寒凉能够导致男性疾病高发？这在中医的很多经典里都有说明，现在养生保健书那么多，我也就不多说了，你写过的书里也有很多这方面知识，我觉得最著名的《人体阳气和疾病》就谈得浅显易懂。

哎呀，现在20岁左右的男孩子，来找我看病的人不少啊。

田原：这些年轻男孩儿都看肾虚和性功能障碍？

董有本：肾虚的多，我临床上看，现在男孩子肾阳虚亏的人要占75%～80%，其中不少是男大学生。

为什么？现在的男孩子都早熟，跟女性同床也早，完事了就喝凉啤酒。你现在都可以去调查，问他你早上起床以后，或者同床以后喝不喝凉的？十个人里边九个孩子都说喝。因为他不懂其中的道理，电视、媒体也没有人教他说长期喝凉的，容易出现性功能障碍。

最简单的道理，同床以后，这个人的所有内机能尚"火"着呢，因为性行为是全身的运动，有一个阶段的消褪期。这个时候，一杯凉的东西进去，这火一下子就被压回去了，就伤阳气了。

还有男孩子十五六岁，到了"跑马"年纪，就是出现遗精了，他也不在乎，不觉得这是男性一个特殊的生理阶段，照样喝凉的，结果就导致不行。北京就有一个男孩子来我这里看病，17岁，阳痿，他爹妈根本就不知道，孩子和父母根本不说，你说这些孩子的将来如何是好？

田原：我在写作《解密中国人的九种体质》时，谈到了冷气下做爱伤阳气，其实跟同床后喝凉水是一个道理。"关键时刻"比平时更易遭受打击，寒冷的环境和饮食就像是突然浇下去的冰水一样，能够瞬间"熄火"。

董有本：所以我说，同床以后的男女，必须喝杯热水，如果喝凉的饮料，或者喝凉酒，以后性功能就容易出问题。即使从现代医学的角度来说，人在兴奋或者激烈运动的时候，心脏跳动得很快，血管不停地收张。你一杯冷水进去，同样是对心脏的刺激，搞不好就猝死。这样的例子我在临床上见过，同床之后，喝了杯凉酒，人就死了。所以现在不管男女，早上起来，或者同床以后，喝一杯热水，身体才会健康。

现在女孩子腰疼，好多也是同床后喝凉水，女性的阴虚、白带过多，好多都是这么引起的。为什么现在小姑娘妇科疾病这么多？要我说相当一部分都是吃凉、喝凉的食物造成的，早起吃凉的，来例假也吃凉的，同床以后也吃凉的……

7. 十个人里，九个心脏有问题

田原："阳虚"如今已经成了流行词。在你看来现代人大多属于什么样的体质？

董有本：我也认为阳气不足的人越来越多，总体来说，现在人的体质就是越来越虚弱了。一方面是劳动少了，另一方面，心气儿窄了。

就说心脏病的问题，要我说，现在十个人，九个心脏都有问题。只不过什么呢，多数人没有得到现代医学的"审判书"，就觉得自己不是病。我为什么这么说？现在生活太紧张，从大人到小孩子都不消停。

大人就为了工作，竞争、算计，思虑过度；小孩子呢，家长传达下来的就是不好好学习将来就没有出路，所以小孩子一考试就紧张，哪年高考不都有救护车在外面守着嘛，天热，中暑，心里紧张，总有几个休克的。

从这个角度来说，你说现在的人哪一个敢说自己心脏没有问题？都说自己没有心脏病，那些猝死的人生前很多都没有心脏病。其实什么是心脏病？中西医有不一样的看法，要我说，感觉到自己过于劳心了，就要注意调节了，我们身体内的五脏六腑都是娇嫩的，量变必然质变。

我敢说，做贼的人就没有命长的。心藏神，《黄帝内经》不是说，主明则下安，主不明则十二官危。主，就是指心神，十二官说的就是脏腑。一个长期心神不宁的人，别说心脏不好，其他脏腑都容易出问题。

田原：而且人做了亏心事儿，就要惴惴难安，从中医来说，恐伤肾，肾是人的先天之本，天天恐惧，提心吊胆，也把"命根儿"给伤了。

董有本：对。另外生活节奏太快，表面上花钱吃喝、娱乐，觉得是对自己好，这不是真好。真要爱自己，就要每天都细心观察身体的变化，在意她的每一个表达。

扁桃腺炎会导致风湿性心脏病。这是很多中医人的共识，但是，有几个家长知道这个呢？都等到心脏病的时候，才恐惧，才在意，得扁桃腺炎的时候，没人在意啊，打两瓶抗生素，把肿大的扁桃体压回去，就以为好了。

所以中医要普及，中医知识要普及，中医文化要普及，回到我们老祖宗给我们立的规矩里活着，就活在了天道里，你就可以长命百岁了。

8. 扁桃体炎，用酒揪通阴阳

田原：扁桃体炎与风湿性心脏病关系密切。记得和东方小儿王刘弼臣的访谈中也谈到了这个问题。他认为扁桃体是个门户，反复发作直接影响心脏。

董有本：我认可扁桃体炎与风湿性心脏病有关，但并不认为是它直接导致了心脏病。

为什么有扁桃体炎的孩子中，发作最多的是这类心脏病，而不是其他类型呢？扁桃体炎其实只是一种预警，中医将扁桃体炎的发病原因分为几种类型，风热外侵型、肺胃热盛型以及阴虚火旺型。

但从这几种类型上看，我认为可以这样去理解：扁桃体，有点儿像写字楼屋顶的那个防火感应装置，它要发炎有一个基础，就是身体里早已经有了多余的湿热，遇到风热或者饮食不当、情绪变化等因素，"引火烧山"，这个热，到达一定限度，触及了这个感应装置，扁桃体就发炎了。

而一般治扁桃体炎怎么治？就是打吊针，相当于不理这个警报，还把它给"断电"了，让它没办法报警。之所以说它与风湿性心脏病有关，是因为一旦达到了这种拉警报的程度，也就达到了促使风湿性心脏病发病的程度。而且不只与风湿性心脏病有关，也与风湿性关节炎有关。有这样一个统计，慢性扁桃体炎患者，并发风湿性关节炎的比率为 32.6%。

在得扁桃体炎的时候，如果让中医来治疗，一个负责任的中医，就不只是去治他的扁桃体炎，还要整体进行调整，要对内环境进行清理和重新疏理，预防其他病患的发生。

田原：其实以前呢，老人们治扁桃体炎，有个最简单的方法，一分钱都不用花，就是沾上白酒，用中指、食指弯曲，揪脖子，前后都揪，必须揪紫，三两次就好，不但对症治疗扁桃体炎，避免了其他疾病。咽喉在人体来说，是要害重地，这儿通了，全身都通。所以其他诸如感冒、发烧、哮喘、气管不好等病，都可以用这种方法。

董有本：过去的老人不懂其中的道理，他就是一个经验，其实前颈部，是任脉和阴维交会的地方；后脖子，是督脉与三条阳脉交汇的大椎穴附近。"揪"音同灸，又借着酒的游走之气，通经活络，尽管就这么两个点，却相当于揪通了"阴阳"。

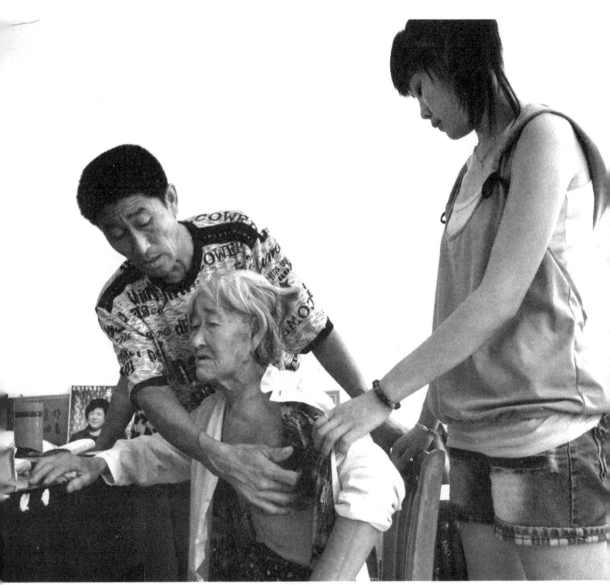

就诊病人

相关背景

"下法"理论代表人物：张子和

为啥那么多人爱上中国历史？除了中国历史实在是源远流长，像是有嚼劲儿的肉筋一样，常让人沉溺其中，回味无穷之外，还因为在那些已经消逝的或太平或锋烟四起的年岁里，出了许多能人，许多英雄。

张子和，就是其中的一个。

当然，不学中医的人，压根儿对这个名字不稀罕，他自然没有傅青主那般多才多艺，更没有老祖宗华佗、扁鹊那般神话缠身，但在金宣宗兴定年间，他也做了一件很爷们儿的事，在没啥出息的皇帝完颜珣将其招为太医之后不久，他就因为追求理想，放了皇帝老儿的鸽子，辞职回了老家，与几个好友研习了一辈子的医术。最终，独树一帜，创立"攻邪派"，与刘完素、李东垣、朱震亨并称为"金元四大家"。

所谓"攻邪"法，以清除病邪为主，主张邪去而元气自然就能恢复。如何攻？张氏最善用汗、吐、下三种方法。

汗：主要用于病在体表而没有深入脏腑的时候，显而易见，就如同感冒时发汗一样，用各种方法使病邪能够以排汗的方式排出身体。专业的出汗方法当然不局限于喝点儿姜水，还包括了灸、蒸、熏、渫、洗、熨、烙、针刺、砭射、导引、按摩等很多方法，以汗出遍周身，渐渐汗出为度，大汗淋漓是错误的。

吐：大多用于治疗伤寒或杂病中的头痛，痰饮所造成的胸胁刺痛、失语、牙关紧闭、神志不清、眩晕恶心等以身体上部的表现为主的病症，用吐法将病邪驱逐，就是一条捷径。当然所谓吐，还不单单是呕吐，又包括了打喷嚏，泪流满面，甚至还有嘴角流涎等，可以说凡是从上面的器官"喷"出病邪的，都可以归纳为吐法，

下：是这篇稿子的主题和重点。人身上有诸多孔洞，除了各赋其用之外，在"攻邪法"里更是被应用得淋漓尽致。吐法取上路，下法就取下路，通泻大便排出病邪是最普通，应用最多的方法，其他"催生、下乳、磨积、逐水、破经、泄气，凡下行者皆下法也"，连催生孩子、催奶、消水肿甚至下部的"排气"等凡是向下走的问题，也都能用此法解决。

健康人的身体，应该是柳暗花明、青山绿水的山水图，任何雾障、湿气、阴霾，都会破坏这幅美景，使其变成泥淖、沼泽，当身体的生态环境被破坏，不利于生命的恶性物质就开始滋生，那么，将环境进行重新清理和打扫，就也可以成为治愈疾病的渠道，这应该是下法的理论核心吧。

张从正的"攻邪"法，相当于直接针对病邪派出前锋部队予以攻击和围剿，类似踢足球时的前锋以进攻、突破对方防线为主，攻击就是最好的防守。就像看球的时候，看到射门的地方感觉最刺激一样，这种以攻为守的方法，在很多领域，都因为能立见其效而备受推崇，宋金时代也不例外。因为这种"攻邪"法在临床治病的时候见效很快，使得张子和刚过中年，已成一方名医。他所创立的"攻邪派"，似乎也成了中医八法之"下法"的代名词，被后世医家代代继承下来。

但是最关键的问题来了，如果一只球队只有前锋而没有中场和后卫的拦截和防护，没有守门员恪守底线，前锋冲得越猛，我方岂不失守越快？这就意味着，在"攻邪"的时候，要考虑到病人的体质特点，身体的承受度，及其所属的地域特征与饮食习惯等众多因素，从而对身体正气给以围护，不只要攻，也要"守城"。因此，张子和的"攻邪派"注重辨证，注重先攻后补，或攻补兼施，绝不大意失荆州。

这就使得看似简单的攻邪法，变得有些难度，需要严谨的辨证，更注重针对不同人，在用药上进行合理的搭配和剂量的掌控，无论在辨证和用药上，都有严格的尺度。大概也正因为此，使得今天下法失宠，看似有利无弊的补法有滥用的趋势，而用药峻利，临床用于治病，需要医生的悟性、技巧、思虑周到完美结合的下法，渐渐胆怯，乏人问津。

张从正，字子和，号戴人，"攻下法"代表人物。金代睢州考城（即今河南省睢县）人，史称其为金元四大家之一，其理论渊源法取《黄帝内经》、《伤寒论》，历史记载，其"攻下法"又借鉴于金元四大家的另一位寒凉派代表人物刘完素。

张从正提出"病之一物，非人身素有之，或自外而入，或由内而生，皆邪气也"，认为"病"的源头，是由外而入，或生于内的邪气，祛除病源，身体自然康复，正气自然振奋。是金元医学史上独树一帜的"攻邪派"。

历代医家对下法的见解

《黄帝内经》记载："其在皮者，汗而发之"，"其高者，因而越之；其下者，引而竭之；中满者，泻之于内。"为中医汗法、下法提供了较早的理论依据。

东汉华佗：早在西晋陈寿所著的《三国志·华佗传》中，就提到过"倪寻的病当用下法，李延的病当用汗法。"

东汉张仲景：《伤寒论》中的三承气汤——大、小承气汤、调胃承气汽，能够通腑泄热、破结除满、峻下存阴，为泻下剂的代表方。

宋金张从正：推崇《黄帝内经》与《伤寒论》，临床治病，善用汗吐下法。其所著《儒门事亲》记载了"大积大聚，大病大秘，大涸大坚，下药乃补也。"等汗、吐、下的具体辨证使用。

明朝吴又可："逐邪为扶正之本，逐邪为导出为本，逐邪不妨矫枉过正。"

清朝叶天士："三焦不得从外解，必致成里结，里结于何？在阳明胃与肠也，亦须用下法。"

清朝吴鞠通："兵贵神速，机园法括，去邪务尽，善后务细。"代表方剂，护胃承气汤。（《温病条辨》）

晚清柳宝诒："胃为五脏六腑之海，位居中土，最善容纳，邪热入胃，则不复它传，故温热病热结胃腑，得攻下而解者，十居六七。"（《温热逢源》）

现代名医朱良春曾说：温热病之应用下法，主要目的是逐邪热，下燥屎、除积滞还在其次。临床上，朱氏也擅用通利疗法治疗温热病。

中医思考者刘力红："《素问》云：'六经为川，肠胃为海。'六经与肠胃，百川与大海的这个关系，不但在《伤寒论》中很重要，在整个中医里也很重要。尤其对于中医治法的研究，这就是一个关键处，这就是一个秘诀处。中医的下法为什么能治百病？六经的病变，其他藏府的病变，为什么都能聚于肠胃，然后通过攻下来解决，理论上就要依靠上述这个关系。"（《思考中医》）

......

相关链接

网友心声

"今说到偏方、秘方的字眼，大多与不科学、骗子有关。其实所谓偏方，是流传于民间的，对某些疾病有奇效的中药方子。在科技飞速发展的"e时代"，试问如何保证我们民间偏方的出路。是否让世人把它遗忘……"

深圳拟立法保护中药祖传秘方、偏方

2008年02月20日记者从深圳市有关部门获悉，《深圳经济特区中医药条例》（以下简称《条例》）草案已基本完成，即将送深圳市人大审议。针对中药祖传秘方、偏方在我国医药管理中归属盲区的现状，该条例创新性地提出了保护中药祖传秘方。

《条例》指出，深圳将加强组织引导中医药机构和人员及时申请中医药知识产权，帮助开发中医药专利产品、注册专用商标。鼓励中药企业在中药材、药效物质、中药新用途以及制药工艺等技术环节申请产品专利、方法专利或者中药新用途专利。对一些祖传秘方、偏方等不适宜专利保护的工艺、方法等，深圳将采取技术秘密的方式实施保护。

编者：尽管民间流传诸多偏方、验方，我国尚没有偏方保护政策。这使得人们在遭遇偏方时，无所适从，信，还是不信？毕竟偏方不是"正方"，毕竟没处找它的科学依据。尽管关于偏方的集编书籍众多，但是编者们，似乎又忘记了告诉普通人，这些偏方如何用？何时用？什么人用哪一种？不同体质又会产生什么样的不同反应？我们能够做些什么，才能寻找、保护、拯救遗失于民间，因为没有出路正渐渐消失的效验偏方？

如果你，或者周遭的亲戚、朋友，都遭遇过秘方、偏方，并从中受益，欢迎你和我们联系。

采访后记

　　董有本看病时，把脉、看舌苔、看脸色、手诊腹部和淋巴部位。与其他的把脉和传统方法不同。

　　董有本聪明之中也透着实在。

　　面对晚期癌症，他会和家属说，这个病他治不了了，只能减轻患者的痛苦。

　　在董有本家里，有一个真人秀"故事"。我们见到了他的儿媳妇，女孩子二十三四岁，真正是面若桃花，青春美少女。就是这个女孩，在进得董家之前，接受了董有本的家法。董有本说：儿媳妇上我家来了，我首先声明你到我家必须吃药，"先洗脑，后洗肠"。为什么？董有本说，她脸色微黄，身体不好，小时候打过很多抗生素，有胰腺病。那么，以后养一个孩子不健康，你说你养不养活？因为要为董家后代负责，必须要排毒。女孩答应了。坚持了半年时间，就是我们这次看见的自然美丽。那是化妆品不能代替的美丽。

　　谈话中，董有本很是遗憾地说："秘方和偏方丢失太多了，原先我们这里有个老头儿，他也治癌症，他那个药啊，这么一大包，治癌症效果挺好。他就是什么证儿都没有，几代人都在看病，他家有很多祖传秘方，可是，到了第五代就不让看了，因为没证儿，没有医师资格。可惜呀，那些秘方就这样慢慢失传了。偏方呢，也是越来越失传，越来越失传啊。"

　　的确，董有本是民间中医，一身土气，还少了一颗门牙。但是在那些病人眼里，董有本像一个将军。于是就有一些人跟随在他的左右，向他学习中医与治病经验。与许多中医人不同，他走的不是康庄大路，而是尽寻羊肠小径，他并不熟读中医经典，一度对《黄帝内经》、《伤寒论》等旷世巨著都只略读而已，他的秘诀只有两个字　秘方。30多年里，董有本近乎痴迷一般，搜集、珍藏散落于民间的各种秘方偏方，并且用自己的身体试药，几度昏厥。筛选出有效的秘方后，再加以改良，应用于临床治病。至今已经研究出十几种，这些中药用于临床，疗效很好。

应该说，董有本用一种更为原生态的方式诠释了中医、中药，摸索出一条属于自己的中医之路。也正因为如此，董有本的很多观点，似乎更加"人性化"　　他从不限制你吃东西，他认为人活一世，如果这也不能吃，那也不能做，就太没意思了。他的人生观，总结起来，只有两个字　　"快活"。这两个字，也成就了他性情中的悠然自得，坦然淡定。

佛说，人生来就是要受苦的，所以必然要经历生老病死。董有本，真的有本事，在天赐的苦难之中找到一种平衡，使人既能享受这世间的快乐，又能减少疾病、颐养天年？我们不妨拭目以待。

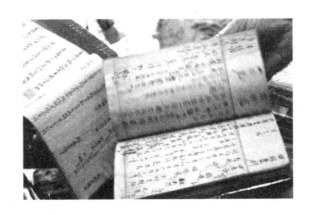

董有本搜集珍藏的各种偏方秘本

（本专题责任编校：王　洋）

山头·山音 网站

民间中医

（178462人）

继承传统，振兴中医；
正本清源，针砭时弊。

一个高举"民间"大旗的中医人论坛，于当下生活中谈论并践行中医，重视传统传承的真义和现实生活中的应用发衍，内容鲜活而富有包容性。近18万会员的规模，彰显着中医在民间的深厚根基。

网址 http://www.ngotcm.com/

医学捌号楼 MED8TH

关注医学、科学与人文。

一个持否定中医态度的网站，提供现代各科医学最新资讯、医政时事、热点议题。古语有"博学之，审问之，慎思之，明辨之，笃行之"，多学科信息与多角度观点的碰撞有益于明辨真理。

网址 http://www.med8th.com/

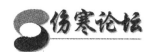

伤寒论坛

（68665人）

振兴中医，从我做起！

一个专注于探讨伤寒学及其应用的网站，包括仲景学术、经方运用、近现代传承与发挥等多方面内容。

网址 http://www.shanghan.com/

黄煌经方沙龙

一个学习经方、交流经方的便利平台。

以黄煌教授伤寒经方理论为核心，展开伤寒论经方理论学习和应用探讨的网站。由南京中医药大学黄煌教授策划，硕士、博士生弟子维护运行，旨在以沙龙形式，让大家在伤寒论的学习道路上获益。

网址 http://www.hhjfsl.com/

C 专题

肚脐—生命的原点

腹针创始人薄智云 发现神阙先天经络

主题说明

　　肚脐，这是多重要的一个部位？大抵只有做了母亲的人才会明白，它是儿女的命蒂。正如草木的秧苗和瓜果中间必须接一个瓜蒂，母亲和胎儿之间也少不了一个转输生机的命蒂。

……

对话薄智云现场

肚脐与先天经络

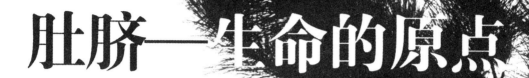

肚脐——生命的原点

腹针创始人薄智云 发现神阙先天经络

主题说明

肚脐，这是多重要的一个部位？大抵只有做了母亲的人才会明白，它是儿女的命蒂。正如草木的秧苗和瓜果中间必须接一个瓜蒂，母亲和胎儿之间也少不了一个转输生机的命蒂。

婴儿呱呱坠地之后，脐带被剪断，从这一刻起，脐带和肚脐似乎就已完成了历史使命，进入了长达一生的沉寂中，除了偶尔着凉闹肚，人们很少会想起它来。

至于说，出生后的肚脐究竟是怎样的一个所在呢？古往今来，人们把脐带的形态结构、功能、意义说了个遍，但真正的应用，除了"隔盐灸神阙穴（肚脐眼）祛寒补元气"、"服食脐带补益气血"、"脐带血用于造血干细胞移植"之外，还有待更多阐发。

肚脐眼儿，仿佛"遗身而独立"，等待被再次唤醒。

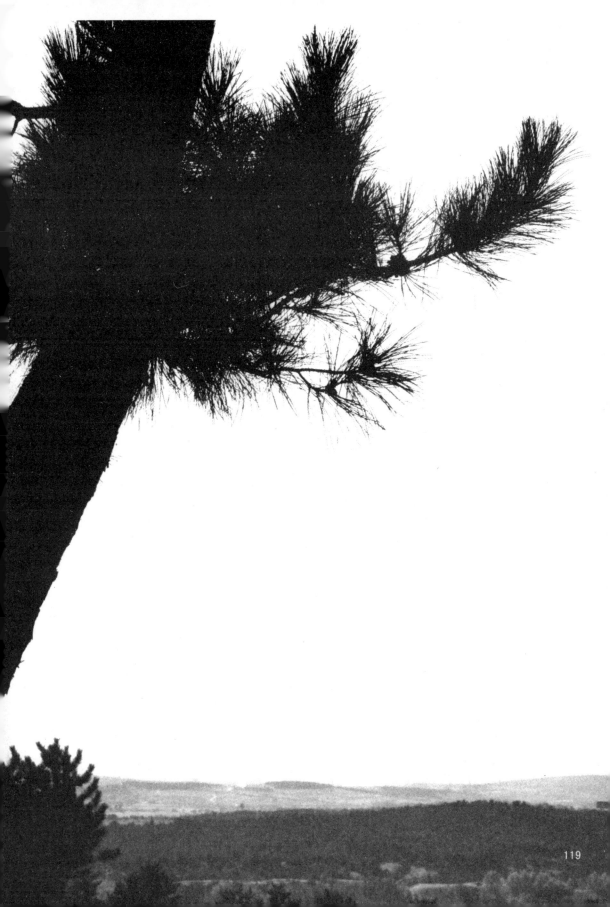

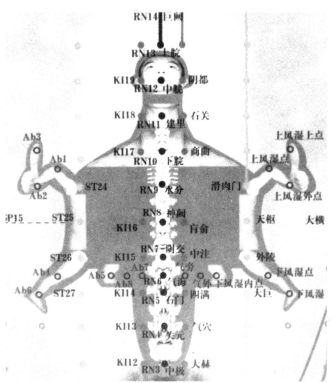

神龟全息图

传
统
针
与
灸

"针灸"一词，对于中国人，或者更大范围的东亚人来说，应该是耳熟的，虽不尽然能详，但大多明白：这是一个非常古老、充满神秘色彩的医疗方法，它与源自于古代中国的武术、气功、点穴等是一个系列的事物。

其实，针灸是"针法"和"灸法"的连称，最早见于战国晚期流传下来的《黄帝内经》，现存最早的一部中医学典籍。针法是把毫针（"毫"原指长锐的毛，"毫针"即长而尖锐的针，九针中的一种）按一定穴位刺入患者体内，运用捻转与提插等针刺手法来治疗疾病；灸法则是把燃烧着的艾绒按一定穴位熏灼皮肤，利用热的刺激来治疗疾病。

施针和施灸的关键是要"按一定穴位"，即依据传统的经络腧穴理论来施术。

经络腧穴，这便是针灸、武术、气功、点穴等事物之神秘光环的来源，按照古人的说法，经络是他们在长期的生活和修行中发现的人体气血循环系统，腧穴是经络上气血浮沉出入的门户；据当今一些道教修行人所言，他们在修炼气功的过程中，确实能通过内景返观"看到"体内经络腧穴的真实存在；然而，经络腧穴的实质至今尚未为任何现代科学仪器所探知，更无法度量，仍是世界级未解之谜。

依据古人在医学典籍中的记载，经络系统包括十二经脉、十二经别、奇经八脉、十五络脉、十二经筋和十二皮部等，它们像长在人体里的一棵大树，根、干、结、枝、筋、叶齐全，遍布全身，把人体整个儿地联系起来。

判断一个人是否健康，中医学的标准在于：他（她）的气血能否在全身经络中充盈，并通畅、有序、循环往复地运行。当一个人的气血不足、运行受到干扰或遇到阻滞时，身体便会出现异常，或痒或痛，或酸或倦，或发烧或发寒，或长斑或长瘤等。

针刺和艾灸穴位，能疏通经络、调和阴阳（中医学认为，人体内环境的状态由两个相互化生又相互克制的对立属性决定，取象于白天与黑夜的代表——日与月，名"阳"与"阴"）、扶正祛邪（中医学将人体内与生俱足的正常机能命名为"正气"，由外界而来、对机体正常机能产生影响的因素则统称为"邪气"）。随针灸衍生出的一系列传统经络疗法还有推拿按摩、刮痧、拔罐、放血、贴敷和熏蒸等，在民间广为流传。

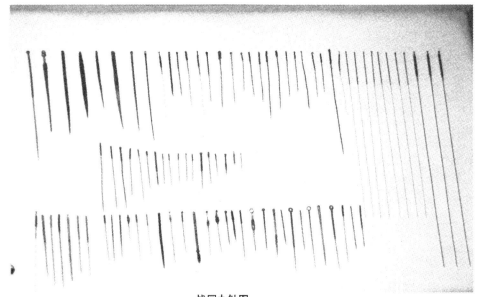

战国九针图

　　九针，古代九种针具的总称。出《黄帝内经》。即镵针、员针、鍉针、锋针、铍针、员利针、毫针、长针和大针。

　　《灵枢·九针十二原》载："九针之名，各不同形。一曰镵针，长一寸六分。二曰员针，长一寸六分。三曰鍉针，长三寸半。四曰锋针，长一寸六分。五曰铍针，长四寸，广二分半。六曰员利针，长一寸六分。七曰毫针，长三寸六分。八曰长针，长七寸。九曰大针，长四寸。"

　　《灵枢·官针》："九针之宜，各有所为；长短大小，各有所施也，不得其用，病弗能移。"指出九针的形状、用途各异，据情选用，方可去病。但《黄帝内经》未绘九针图形，至宋代《济生拔萃》方初绘九针图。

特种针刺疗法

从古至今一路走来，人们对身体的再认识、再发现从未止息，针刺疗法的形式也日益多样，按取穴理论的不同分为两大类：

1、保留传统经络腧穴理论依据，在针具与操作方法上独具特色的针法，如梅花针疗法、芒针疗法、电针疗法、电热针疗法、水针疗法等；

2、与传统经络腧穴理论无关，以身体局部作为全身的投影，选取对应点作为针刺部位，进行调理的针刺疗法，如头针（头皮针）、眼针、面针、耳针、鼻针、人中针、口针、舌针、胸针、颈针、腹针、背俞针、夹脊针、手针、足针、腕踝针、尺肤针、第二掌骨侧针等疗法。

——《中国特种针法》、《中国微针疗法》

穿越全息的世界

"以身体局部作为全身的投影"，在特种疗法的介绍中，展示着一系列风格一致的图画：头皮、眼睛与眼周、脸面、耳朵、鼻子、牙龈、舌头、手掌、腹部、足底等部位，都密密实实地画着一个微缩的人，或直立，或蜷缩，或倒立。按照这个人像的四肢、内脏分布位置进行刺激，有相应的治疗作用。

很奇妙，仿佛人身的全部信息，都在这些巴掌大、方寸大的荧幕上直播、放映，还可内外互动，既可以反映人体内脏的状态，又可以治疗内脏的疾病。这是"全息论"的基本观点，部分包含系统整体的信息，或者说，整体包含在每一个部分之中。如同言为心声，行为心迹。再如同落叶知秋，感同身受，细微之处见精神，细节决定成败……生命就是这样奇妙，人生因此充满诗意。

而就全息论而言，它的影子很早就隐现于佛学和道学中。

佛家有些公案，在言语间巧妙地将有限物质与无限世界转接起来，说的是一种看空、破空的境界，如：须弥藏芥子，芥子纳须弥；窥一斑而见全豹，观滴水可知沧海；一即一切，一切即一，等等。

道家则由易学而来，谈"天人合一"，观"象"而知天地宇宙、过去未来，这个"象"，从细微至个体的人之面相、体态、所写文字的笔相、梦象、卦象，到外在的鸟情、风情、地貌，甚至是磅礴的日、月、星象，无所不指，无所不包。

随着光学全息照片的问世，我国的各界研究人员受到启发，相继提出生物全息论（张颖清）、宇宙全息统一论与文化全息论（王存臻、严春友）、中医全息论（宋为民）等学说，将"全息"这一富有哲学色彩的理念应用于解读复杂的世界，一次又一次地刷新了大众对寻常事物、寻常事件的认知。与该理论遥相呼应的，还有来自法国曼德布罗特（B. B. Mandelbrot）教授提出的分形论，"如果一个图形的部分以某种方式与其整体本身相似，这个图形就称为分形"，比如，树叶与树木的形状、局部与整体的海岸线或山川形状，普遍存在一定程度上的相似。

这种"水滴"与"沧海"互为印证的理论，让人对世界造物的美丽与精妙叹为观止；从这个角度看世界，宏观与微观的层次隔阂消失了。

"一沙一世界，一花一天堂。无限掌中置，刹那成永恒。"

——英国诗人威廉·布莱克

这些看似臆想的诗语，背后存在着一个奇妙而合理的通道：从极细微处可以穿越至极宏大所，无论空间，还是时间。

人这一身，便是整个宇宙。

那么，小小的神阙呢？这巴掌大的腹部呢？

人这一身，最重要的部位是哪儿？一般来说，心、脑、肝肾排前3名，再往下，前10名都是各大脏器，看看我国城市居民的死因排序，2006年的数据显示，前10位死因依次为：恶性肿瘤、脑血管病、心脏病、呼吸系统病、损伤及中毒、内分泌营养和代谢疾病、消化系疾病、泌尿生殖系疾病、神经系疾病、精神障碍。

无论是道家首重的下丹田、中医学紧要的五脏六腑，还是西医所强调的内脏器官，都在腹部；这层肚皮，怎么看都不过是一个不起眼的兜子，用来盛放和保护五脏六腑，它本身还有什么功用呢，古今中外没有太多明确的说法。

腹部平平，但中央的一个肚脐眼儿是个焦点，它是一个穴位，有很多或民俗、或文雅的外号：

1. **肚脐眼、脐中、脐孔**。以直观位置命的名。
2. **神阙**。即"元神之阙庭"，"神"是心灵生命力，"阙"是君主居城之门，神阙是生命居住的地方。按照古人把身体对应宇宙"天地人"方位的划分法，神阙为人部，往上是天部，往下是地部，脐居正中，神通先天（父母，即赐予你生命的人），又系后天（胎儿，即新的生命），真气在此往来。因此，神阙是关键枢纽，是保生长命之根。（《經穴名の考察》、《会元针灸学》、《厘正按摩要术》）
3. **气合**。气，气态物也。合，会合也。气合，意指任脉气血在此会合。本穴为人体体表重力场的中心，对人体中的外表物质有强大的收引作用，任脉之气至此后皆缩合而降，故名气合。
4. **气舍**。舍，来源也。气舍，意指本穴为任脉上部经脉气血的来源之处。体表的气血物质在此并非全部缩合冷降，而是仍有小部分水气循任脉上行，此部分上行水气为任脉上部经脉气血的重要来源，故名气舍穴。
5. **气寺**。寺，寺院也。气寺，意指本穴为任脉之气的聚集之地。
6. **维会**。维，维持也。维会，意指促使任脉气血在此会合的作用。

7. **命蒂**。命，性命也。蒂，蒂结也。命蒂，意指本穴为胎儿与母体相连的性命纽带。

由肚脐眼的众多名字可知，中国人认为它是一个原点，一个生化出新生命的圆心，"先生脐带形如荷茎，系于母之命门。天一生水而生肾，状如未敷莲花，顺五行以相生，赖母气以相转，十月胎满，则神注于脐中而成人，故名神阙"。

我们的身体，都从肚脐这个原点膨长而来。

薄智云则说得更为具体：

以神阙为轴心的腹部，不仅有一个已知的，与全身气血运行相关的循环系统，还拥有一个尚被人们忽略的全身性高级调控系统。

针
灸
印
象

但是，提到针灸，国内很多人会"想而却步"，因为它是针，要扎进肉里，能不疼吗？

然而，在国外，针灸疗法却正以其"绿色"、"自然"、"无毒副作用"的独特优势逐步风靡全球。

你是否知道天下还有这样一种针，安全、无痛、高效、快捷……它就是薄氏腹针：光在肚皮上扎，几乎没有疼痛，如清风掠过，似蜻蜓点水，再辅以远红外热疗，人安卧于床榻，温暖舒服，且即扎即止痛，标本同治。

是不是听起来不像真的？

我们一起来了解腹针。

薄智云其人

得知薄智云，缘于他的一个亲传弟子，林超岱，现任中国中医药出版社副社长。

一则同在一个工作单位，二则他很真实，性情，在某些程度上，有一种没有被世俗侵蚀的本真之心，难得。之后，我有意和林社长多有接触，还记得他刚来出版社工作我们的第一次见面，有感于他的形象，我脱口而出："林社你那耳朵怎么那么大？莫非奇人奇像！"他倒也不含糊："我这耳朵是后来长的，就这几年的时间。因为我这些年做了很多好事，救了很多人，然后这耳朵就开始长了。"真是好奇，我就追问了下去："哎，有意思。你都做了什么好事，说出来听听？"

没曾想，这一问把薄智云给追问出来了。

原来，林超岱在职中医药管理局之时，还在离家近的地方设了个工作室，每周有三到四天的下班时间，在这儿举行义诊，操持腹针，为患者免费诊治疾病，每获奇效。而且，他十年如一日，从未间断义诊，在民间广受称道。

腹针，就是薄智云传授的秘技。说起我们的民间寻访计划，林超岱力荐恩师薄智云。

"学中医除了要'知道'理论，还要去体会，去掌握。我们过去对它的认识深度不够，大多数年青大夫对中医也热爱，但是苦于理解深度不够，所以自信不起来。可是腹针就不一样了，它的疗效使大家变得非常自信。像我们出去，即使没有针，有筷子就行，点一点，就舒服好多。不仅是筷子，上次我们去江西，有个人扭了脚，铅笔啊，化妆笔啊，稍微有一点点能压住的力量就行。一起来，几个人帮忙，你按这个你按那个，三分钟，再动动，起来，就好了！（笑）疗效，这是其一。其二呢，受到人家尊重。他见到这么好的疗效，自然对中医理解了，印象深刻了，我觉得，这样传播中医才是真正的传播。"

"能认识薄老和师母,是我的福份,也是我们一辈子的缘份。过去不是讲嘛,十年修得同船渡,百年修得共枕眠嘛。(笑)我和薄老的缘份,没有一千年,也有八百年。我跟薄老的关系是什么呢?有三个关系,一师一徒,一父一子,一兄一弟。就是这样的一种关系。"

腹针,真的那么神奇?我和编辑部几个同事到林超岱义诊的地方体验腹针。这儿用的针和常见的毫针不同,是带有套管的管针,针藏在管中,扎进皮肉几乎没有感觉,所有这些针扎的疼,集中到一块儿来感觉,还不及蚊子叮一口!

腹针创始人薄智云就这样进入了我们的视野。

在见薄智云之前,我汇集了所听到的关于他的信息,颇让人惊叹:

他没正经上过学,中医是家传。

他18岁就当赤脚医生,文革期间遍访名医,针术名满山西。

他20岁被一位老首长调入医院针灸科工作,很快成为当地名医。

他22岁负责医院针灸科工作,开始带徒弟。

他22岁时有一次给人扎针,用了腹穴,获意外收效,开始关注腹穴。

他40岁已经围绕腹部做了一番研究,在传统经络理论之外创立了腹针疗法。

他50岁时和学生将腹针疗法标准化整理,操作和针具都统一,全世界广开培训。

今年,他60岁,薄氏腹针疗法已被列为国家中医药适宜技术推广项目,全国推广,尤其在农村地区和城市社区等基层医疗机构,已多年列入继续教育项目名单。从国内到国外,从亚洲到欧洲、美洲,他已建立起多个"腹针研究中心",办了几十场讲座、上百场培训,扎遍各色人种,从黄种人到黑人、白人,腹针在十多个国家和地区深深扎下了根。

这么多浓密的峰点,是怎样举起一个优秀中医人,从民间成为了官方重推的权威专家?

在北京薄氏腹针研究院,我们第一次见面,他看起来稳重有活力，言语干净清亮，眉眼浓重，有神而专注。每时每刻，你会发现他精力超级集中，每一句话都是情理兼顾，掷地有声。他的形象，已经很有说服力：腹针，是一项健康的事业。他的精神与办公室玻璃门上的"精卫之蕴"四个大楷相映成辉。

在寻访民间中医的几年中，我发现，从民间一路拼杀出来的人，虽然学说各异，但共同点是他们都有不容质疑的激情与自信。激情来自热爱，自信来自绝对的疗效。如果说学院派的权威更多地散发出一种书卷味、甚至科教味道，那么，民间的这一批大家就都是"保鲜"成功的人。何为保鲜？我一直理解为：他们没有离开"生活"本身，因为这"生活"包罗万象，触类旁通；他们没有先入为主地被理论束缚，而是更多地挖掘了自己对自然与生命的真实感受，保留了天然的嗅觉和解读方式，敢想，敢做，敢言！这些往往给他们后来自成一派的格局立起了支点。

还有像薄智云这样追求精准，质疑含糊不清，研究宏观以立微观，喜欢把所有的外围知识当作养料，全方位来灌溉自己的研究领域，做到极致的人。薄智云戏称自己喜欢"拿来主义"，其实很多人都喜欢，问题是，拿来以后放在那里？怎么用？

腹穴和腹针疗法，为什么在今天这个时代才出现？为什么偏偏是薄智云？

谈话开始前，我预感到：这个人的想法和谈吐，必与常规之道相去甚远。

便从他最早接触医学问起。

对
话
薄
智
云
现
场

时间：2009 年 7 月
地点：广西柳州宾馆，某民营医院，北京中国中医药出版社
参加人员：
主持人田原；
策划人、摄影师；
薄智云，助手，学生，患者代表等。

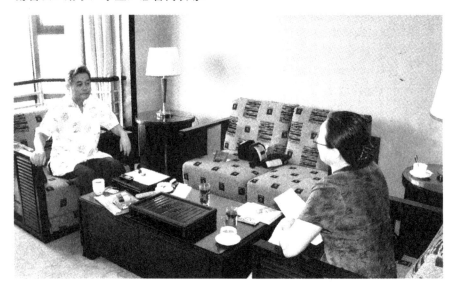

田原与薄智云对话现场

肚脐与先天经络

田原：看你针灸就像看武侠小说里面的高手出招，虽不是袖里乾坤，也是神手飞针。这功夫真是好生了得！

薄智云：就是个童子功。"门里出身，自会三分"。我的中医是家传。我老家是太原的。父亲是山西名老中医，那会儿针药两个都用，针药结合。我母亲是搞骨科的，也是中医。十几岁的时候，正是66年、67年，那会儿政治气氛比较浓，但老人家对你有个要求："家有万贯，不如一技在身。"所以很小就教你，让你背这个背那个，我就是从骨科手法、针灸入手的。

田原：这样一个家庭环境，自然听得多、见得多。于是十几岁就开始了中医生涯。有学西医知识吗？

薄智云：西医是在学院里听来的，66、67年那会儿不是闹革命吗，刚开始我也掺和，因为父母有要求，所以很快就没参与了。那时候山西医学院的课都停了，

但有些大学生还是比较清醒的，好多农村出来的孩子，对知识特别渴望，哪个"反动权威"讲课讲得好，我们就把他点出来讲课。一帮同学上午花半天时间出去闹革命，我就蹲图书馆；下午和晚上他们开课，我就和他们一块儿上课，跟着他们读了三年的西医，算是一个旁听生。

现在来说，为什么我们的中医发展得不好，因为中间有很大的断层，文革那会儿，断层就突显了。中间断了一代人，几乎影响了二十年，可以这样讲，我是幸存的一个。那时候一方面跟父母学，另一方面博采众长，没事了，就骑个自行车往外跑，跑到各处去看一些老专家，看他们怎么扎针。山西名家很多啊，那时候就对针灸特别感兴趣。今天到这个医院，明天到那个诊所，跟着学，端针盘子，看他怎么扎，不懂了抄一抄，回家就问老父亲。因为基础打得比较扎实，学上最多一个礼拜，我就不去了，

换一个地方。就这样遍访名家，专学针灸。一边走还一边看病，当赤脚医生。邻居都知道我会扎针，就请你扎，我也就免费为大家服务。

田原：你那么小，有信心吗？

薄智云：我那时真是年轻气盛，挺敢干的，无意间就冒出尖儿了。

有一天，我到了山西省眼科医院公费医疗门诊部，那里是专门给省里领导看病的地方。那边有个全国有名的针灸专家，师怀堂，所以我想去那边看一下。

跑了过去，师怀堂不在，他的大徒弟在，当时就多了几嘴，说这个病该用什么、什么穴治疗效果好。那会儿年轻、好胜。（笑）她比我大十几岁，很谦虚，哎，你会扎针，那你试试？我说当然会。当时就换过来，她端盘子我扎针。扎了一圈，一看效果挺好，她再让我扎一个，我就继续扎。扎的人里边就有几个是省里的领导。

其中就有一个，问我，你家在哪儿，什么时候让我儿子去找你。我说行，就写了一个小条。过了几天，他儿子还真来了。天爷，居然是省委书记。

后来又介绍了人事厅厅长来，扎好了，又扎政协主席，通过他，又介绍来左权将军的爱人，给她扎了针，然后是将军的秘书……都是职位很高的一批人，32年、33年的老革命。

田原：天哪，你胆子还真大。他们都是什么病，还有印象吗？

薄智云：大多是从牛棚出来的，风湿、关节炎，胳膊、腿疼这类的病。那会儿很多老专家，年纪比较大，用药的时候，一见到领导就比较谨慎，扎针也是，不怎么敢扎。我是初生牛犊不怕虎，给别人怎么扎，给领导也怎么扎，正常发挥，所以他们就觉得效果不错。

到了60年代末，我在太原就小有名气了，那时还不满20岁，都归功于学得早，练得多。

那会儿，刘志兰，就是左权将军的爱人，告诉我，小薄，老陈那儿安排工作了，那边挺缺医生的，你去吧。就这一句话，我回去问了父亲，父亲说，那你就去吧，到基层锻炼锻炼有好处。我就从太原到了长治，长治钢铁公司职工医院，当上了正式的"驻院医"。（笑）

1. 腰疼针肚子，好了

田原：20 岁就当了"驻院医"，中医院校的学生才大二。行医后你开始研究腹针？

薄智云：没有，就是传统的针灸，但确实是在那儿开始关注腹针。

受家庭的影响，我原来也中药带针灸，一块儿做。到了长治钢铁公司职工医院，我就锁定靶点，专攻针灸了。中药有些东西你是不能控制的，药材地不地道，炮制得不得当，先煎、后下，还有就是熬煮的时间问题，疗程问题，一副药开下去得吃三两天，好了他不来，不好他更不会来，究竟你治好没？不知道。

针灸就不同，见效快，当时就有反馈的信息，还比较拿手。后来医院就把我分到针灸科，"外来的和尚会念经"，医院里不缺病人，不到三个月，我就成名医了。

田原：因为疗效显著。成名比较早。

薄智云：我那年刚刚 20 岁。那时把你推到针灸科，那会儿叫医疗小组，626 医疗小组，毛主席的 626 指示嘛，其实就是针灸理疗科，做组长。

田原：我们真的应该重温毛主席的 626 指示精神。我记得有这样几句话："医学教育要改革，根本用不着读那么多书，华陀读的是几年制？明朝李时珍读的是几

毛泽东"六二六"指示原话
（1965 年 6 月 26 日）

"告诉卫生部，卫生部的工作只给全国人口的百分之十五工作，而这百分之十五中主要还是老爷。广大农民得不到医疗。一无医生，二无药。卫生部不是人民的卫生部，改成城市卫生部或城市老爷卫生部好了。

医学教育要改革，根本用不着读那么多书，华陀读的是几年制？明朝李时珍读的是几年制？医学教育用不着收什么高中生、初中生，高小毕业生学三年就够了。主要是在实践中学习提高，这样的医生放到农村去，就算本事不大，总比骗人的医生与巫医的要好，而且农村也养得起。

书读得越多越蠢。现在那套检查治疗方法根本不适合农村，培养医生的方法，也是为了城市，可是中国有五亿多农民。脱离群众，工作把大量人力、物力放在研究高、深、难的疾病上，所谓尖端，对于一些常见病，多发病，普遍存在的病，怎样预防，怎样改进治疗，不管或放的力量很少。尖端的问题不是不要，只是应该放少量的人力、物力，大量的人力、物力应该放在群众最需要的问题上去。

还有一件怪事，医生检查一定要戴口罩，不管什么病都戴。是怕自己有病传染给别人？我看主要是怕别人传染给自己。要分别对待嘛！什么都戴，这首先造成医生与病人的隔阂。城市里的医院应该留下一些毕业后一年、二年的本事不大的医生，其余的都到农村去。四清到 65 年扫尾，基本结束了，可是四清结束，农村的医疗、卫生工作没结束啊！把医疗卫生工作的重点放到农村去嘛！"

年制？"

薄智云：有这句话。是毛主席当年的话，即使今天也值得我们思考。

在科里，原来有几个西医，他们也搞针灸，简单培训以后就做针灸，跟我这个没读多少书，完全家传的人明显有很大差距。所以我去了之后，就没人找他们看病来了，一会儿调出去一个，一会儿又调出去一个。人手不够怎么办，其他科的老护士长，打针的时候，因为患者青霉素过敏了，就调到这里来，陆陆续续地进了这么一批人，72年，我就开始带徒弟，22岁带徒弟，一眨眼到现在带了38年了。

田原：22岁带徒弟，有压力吗？

薄智云：有压力就更有动力了。你教他们，他们跟你学，你还得赶紧往前跑，要不然觉得自己没面子！（笑）这帮徒弟年龄都比我大，最大的比我大十岁，有两个比我大八岁，今年都69了。

那会儿，还有一部分西医学院的学生，到我们这儿实习，我就成了他们的临床指导老师。自己有了一份责任，除了看病以外，晚上还得给他们讲课。

72年那会儿，有一天，突然来了一个病人，腰扭伤了，疼得厉害，平板车拉到我们医院。这老爷子，姓刘，八十四岁，我们医院一个职工的老父亲。老八级，当时八级工人，级别很高了。来了以后疼得呲牙咧嘴，特别厉害，大汗珠子都掉出来了。一检查，腰椎间盘突出。

刚开始我也没太在意，以为扎两下就好了。一扎没效，再扎几个还是没效，把能想到的治疗方法全用上了，就是没有效果。后面跟着二十多个学生，都是医学院的实习医生，病人在那疼得出汗，我也急得出汗。

一上午处理了十几个病人，效果都挺好，来了这个，就好像打了我一巴掌，好没面子，我想，一定得把他搞定。这时脑子里突然闪过一句话："督脉任脉相表里。"最后一招了，试试吧。扎了气海、关元两个穴位。

腹部的任脉和背部的督脉相表里

老爷子原来疼得脸色煞白，哼哼叫。一扎就不哼了，脸色也慢慢红润了。后来我问，腰还疼不疼了？哎呀，不疼了。他说不疼了，我的心就掉回到肚里去了，松了一口气。

田原：督脉任脉相表里。从扎后面改为扎前面，前后换个位置，效果就出来了。是急中生智想到了这两个穴位？

薄智云：那就靠中医基础理论了，从小就背这个。经穴不是有个特点嘛，不仅可以治疗本经的病变，还可以治疗相表里经的病变。腰疼嘛，在背上、在督脉上，督脉对应的是任脉，在胸腹部。所以选了腹部的两个穴，气海、关元，扎了两针。

田原：当时就是普通的针法，扎了这两个穴？

薄智云：对，传统针法，强刺激，得气感很强。当然，现在手法就变了很多，不需要酸麻胀重，也能治好。腹部这两穴可以称为我的腹针启蒙穴，现在临床上还在用，用了三十多年。

那次扎完针，第二天我就想，这么重的病人肯定还要来，可是一上午没见，下午也没见，第三天还没见。我心里就开始嘀咕，到底是好了呢，还是加重了？那会儿也不像现在这么方便，打个电话就 OK，没那个条件。

后来过了一个多礼拜，我往医院上班，他往工厂去，打了个交叉。我说，哎呀，刘师傅，你怎么不来了？他说，好了，没事了！

那会儿兴奋得我啊！（笑）这么重的病人让我一次就搞定了。一开始没有把它作为系统进行研究，只是高兴，觉得又发现了一个绝招。

没过两个月，又遇到一个病号，跟他一样重，也是腰椎间盘突出。找到方法啦，也就不费劲了，叮叮两针，这个病人马上

就好了。但是，第二天又来了，腰疼好了肚子疼。又扎了几天，肚子疼也就好了。

田原：有没想过为什么会肚子疼？

薄智云：扎得深了，我当时就想，手下还没摸着窍门。

后来就想，怎么让他既要好了腰疼还不让他肚子疼？作为一个切入点，我开始研究。

现在想想，如果当时这个一扎就好，那个也一扎就好，我也就没什么好研究的了，更没有后来腹针了。

田原：就是从那会儿开始了研究腹针的历程。

2. 肚子上找眼儿，连成"神龟"与"八卦"

田原：其实中医的针灸理论已经相对成熟，但你还是相信自己的感觉。这个研究过程很有传奇色彩，后来又找到了什么规律？

薄智云：那个老人扎了气海、关元之后就好了。刚开始我认为它就是个阴阳表里关系，但是做进去了之后，发现不单单是这层关系，还有其他的因素。

后来不是还发现，用不着扎那么深也有疗效，就一点点往外退。又怕没效，扎的还是比较深，一点点思忖那个劲儿。

经过一两年，成形了，有规律了。找这个规律的同时又发现了新的规律。腰椎间盘突出有的时候压迫坐骨神经，影响腿。有的腰疼好了，腿也好了，有的腰疼好了，腿疼不好，各种情形就出现了。

我就想，既然这两个穴位能办事，周

围的穴位可能也行，大不了多扎两针。这样越治各种奇迹都出现了，来的病人也越来越多。

有的时候，想治的病没治好，但到了第二天，病人来了，很高兴，哎哟，大夫，您给我扎的效果真好，什么、什么病没了。其实我扎针当时根本不知道还能治这个病。

这时我再扎，才在肚子上开始找眼儿，扎了哪个穴位把什么病给治了，一个方子又出来了。路越走越宽，经常是"有心栽花花不开，无心插柳柳成荫"。

田原：开始是两个穴位，后来发展到多少个穴位？

薄智云：你要说多可以无数，最后我在腹部用一根根银针扎画出来一个神龟，你看这神龟，它是全息图，上边的穴位随用随取，是无限的。说少，最常用的二十

几个。里面有七八个自创的穴位，上风湿点、上风湿上点、上风湿外点、下风湿点、下风湿下点、下风湿内点、气外、气旁等等。这些穴位，都是我临床上一针一针扎出来的。

田原：治风湿的穴位要分得这么细？

薄智云：那时候风湿、类风湿病人特别多，这几个穴位一扎上，对全身各个部位的风湿改善效果特别明显。我就根据它的功能及部位，取了这些穴位名。比如说上风湿点，就是治上半身的风湿。

田原：神龟的四条腿在两边，是不是说，扎了两边的穴，就等于扎到身体四肢上，直接与四肢相通了？

薄智云：对，你可以看我这个腹针挂图。左边那个，就是我发现的"神龟图"，也叫"腹部全息图"，右边是"先天八廓图"，中间才是咱们传统的"经络图"。

过去咱们针灸就只有个传统经络，就腹针挂图中间这一个。但是我在临床上发现，同一个穴位，扎深和扎浅，治的病不一样，腹部除了中等深度的传统经络之外，还有别的结构、甚至是系统。后来琢磨出来，还有两层结构，一浅一深。

浅的一层在腹壁浅层，它与全身的各个部位相通。构建这个系统的时候，把轮廓刚画出来，一看，大吃一惊，嘿，怎么就跟个乌龟似的。它有四肢啊，刚好和人体的四肢对应。但它也不是人，你看这个小尾巴，不是我随便画上去的，它突出来，代表腰骶椎，在临床上恰恰能治疗腰骶椎的疾病。我想起曹操在北戴河的时候，留了一句话，"神龟虽寿，犹有竟时……老骥伏枥，志在千里；烈士暮年，壮心不已"。神龟，在东方表示长寿。这个小坨，正好

保人长寿，所以取名"神龟图"。别看神龟平日慢条斯理，其实它是以静制动。偶尔吃些小虾小鱼，静静地等它们靠近，头一伸一缩，快如闪电。古话说：心静则安，心乱则躁。中医强调：静以养神，动以练形，才能延年益寿。

道家的"龟息"功也是这个道理。颐养天年于一呼一吸之间。

寿龟，吃素为主，中医也不是讲究"素多荤少"么？西医也做过研究，吃素大到可以抗癌，小到可以降血脂、降胆固醇。

我发现的这个神龟，人体全身各个部位，通过腹部这方寸之地，都包括进去了。你有什么小痛小病，根据这个图，找到相应的部位，扎扎针，或者没事按一按，在外通过它就可以针对性地调节全身。

神龟全息层往下是传统经络，再往深了去是"先天八廓图"上画的这一层，它深入脏腑，与内脏相通，刚好与"后天八卦"里的五脏六腑顺序相应，通过它，可以调节脏腑的问题。到了92、93年，"腹针挂图"终于问世了。

田原：就是说从60年代末到90年代初，二十多年的时间里，你在临床就专门研究这两个经络层和全身、和疾病之间的对应关系，在勾画这些具体穴位过程中，印象最深的是什么？

薄智云：腹针研究的过程中，遇到了一个坎，当然，在现在来看，这更是一个机遇。当时就是一针一针、一点一点地试，经过十多年摸索，慢慢条理化了，这个圈也就越画越大。

八十年代B超出来了，发现很多的胃疼不是胃病，是胆结石。耳针说是治疗胆

结石挺好的，开始流行用耳针治疗胆结石，那就去学学呗。我开始研究耳穴。知识常常就是这样，错综复杂，经常其他方面的知识就嫁接到了自己的研究之中。

一开始学习，发现耳穴与体穴的规律不一样。耳穴它是这样，它是一个全息图，是一个倒置的胚胎，你可以在上面找到全身的对应点，躯干四肢、目舌口鼻耳、心肝脾肺肾，全身各个地方在耳朵上都有其对应点。一点儿大的小耳朵上，就有几十个穴位。

田原：错开一点，就是不同的穴位了。

薄智云：对呀。"差之毫厘，失之千里"。反过来我在临床中发现，腹针也一样，渐渐就把腹针做细了。原来是粗犷型的，没怎么想把它细化。就这样，神龟渐渐成形了。但是，还有一点一直困扰着我，似乎我画的图中还有一股潜在的力量，它与耳穴那种全息的对应关系似乎不同。

我的腹针全息，似乎还不仅仅是全息图这么个东西。

后来，一个偶然的机会，祝总骧教授一句话点醒了我。

86 年那会儿，内蒙古卫生厅办学习班，请我去讲课，遇到 304 医院的李佩群教授，她讲的是穴位压痛测定诊断法。大家很快成了朋友。86 年底，我到北京开会，顺道去看看老朋友，她介绍我说，祝总骧教授对肢体经络很有研究，应该去拜访一下。

她给了我电话告诉我祝教授住哪儿，我就去拜访，祝教授一句话把我点醒了："经络是立体的，是一个多层次的立体空间结构。"

回想起腹部，同一个穴位，有的病刚扎进去就有效，扎得深了反而没效。扎深了，反而治疗了另一种病。

我过去对腹部的研究，停留在一个二维的平面上。而祝教授的研究，发现经络是立体的，当时对我是一个震撼。从那时候开始，我对腹部进行三维的研究。祝教授研究的是胳膊和腿，而我研究的是腹部，他的理论指导了我。

3. 肚脐，通往先天经络的那扇门

田原：于是，分出了表层的"神龟"，发现了里边的"八廓"，还发现传统经络在腹部仅是在中间一层。发现了这三个层次的经络系统，它们有什么实质的联系吗？

薄智云：我在腹部一针一针定穴位的时候，慢慢发现一个大根据点，就是肚脐，一切的秘密都在肚脐这儿！

一开始，我用传统的穴位，扎针深度越退越浅，我就想，这些穴位能治病，它的"左邻右舍"，也就是它旁边那些不是穴位的点能不能治病呢？就在关元、气海、天枢、中脘这几个大穴周边试一试，果真行！

腹部的穴位有个特点，集中分布在以任脉与天枢穴联结成的坐标轴上，这是一个以神阙为轴心的坐标轴，也就是说，肚脐，也就是神阙穴，是这些大牌穴的中心！当初我在猜想着会不会画出个人形时，却画出了神龟那小尾巴，有些疑问，想要彻底地研究经络的起源，便从这个肚脐眼儿开始找。

什么是经络？气血运行的通道。胎儿在母体里成长，气血从哪儿来、到哪儿去？人体最早的通道在哪儿？脐带啊！围绕着这个肚脐，我跑去研究了《胚胎学》。孩子在娘胎里，脐带的一头连着孩子腹壁上的脐轮，也就是肚脐，另一端连着母亲的胎盘，母亲的气血由脐带向孩子的全身输送，随着孩子在母亲体内逐渐发育，以肚脐为中心、向全身输布气血的功能不断得到完善，最后形成了一个完善的给养系统。

这不就是孕育本身赋予新生命"先天气血"的过程嘛，从神阙穴这儿向四周、向全身输布气血的功能先天就已经形成了，这将决定孩子气血的先天储备和后天发育。我后来给这个过程起了个名字，神阙布气说，它的布气必然是有网络的，我管它叫"神阙系统"，也就是"先天经络"，包括浅层的"神龟全息网络"和深层的"先天八廓网络"。它是一个大的系统，但在不同的阶段，发生着变化。

田原：我们只知道出生之后的后天经络，却不知道还有个"先天经络"。

薄智云：胎儿在母亲的体内，必然是先得母亲的气血，后长自身的脏腑血肉，也就是说，后天经络系统必然是凭借先天经络形成的。这个过程我边临床边琢磨，想了很久，应该这么说，随着孩子的发育，他（她）的脏腑一点点成长，功能逐步完善，以脏腑为主的经络系统渐渐形成，并且，关键的是，必然有一部分保持着与神阙系统的融合与连接。

所以，后天的脏腑经络系统，也就是我们平常所说的、传统经络系统，其实是神阙系统生成的子系统。母系统与子系统的联系以脏腑为纽带，即先天八廓网络与传统经络的交接重心，这就说明了为什么各大脏腑在腹部都分布有一个募穴，比如胃的"募穴"是中脘穴，"募"就是募集、汇集的意思，就像驻京办一样的一个派出机构，能反映脏腑的状况，能通过这里诊治脏腑疾病，原因在于它们中有许多是脏腑与神阙系统联系的枢纽。

腹针的疗效由此而来，刺激神阙系统，对机体的宏观调控具有一定的优势。

田原：中医几千年以来，对"先天经络"没有任何记载？

薄智云：没有。两千多年来没有人做过这个工作。

田原：也就是说，通过大量的临床实践，你发现了先天经络，并且把经络系统进一步完善。可不可以这样理解，顺着"先天经络"，可以探寻到基因的那部分东西。

薄智云：应该是等同的。西医提出什么呢？"第二大脑"，他们把腹部称为"第二大脑"，那里有 1000 亿个神经细胞，比骨髓里的还要多。那里可以储存身体的所有心理反应；反过来，腹部可以影响一个人的理性思维。

我在 93 年就发表过一篇文章，介绍的是"神阙调控系统"，比"第二大脑"的提出还要早 5 年。传统上，中医把"神阙"作为一个穴位来认识，从我这才作为系统去研究。

田原：以神阙为圆心，向外探索，揭秘了"先天经络"——神阙布气网络，可是孩子一出生，脐带一断，还有气血通行吗？

薄智云：孩子出生以后，脐带一剪断，先天和后天就交了班，营养的吸收来自于食物，促进了脏腑功能的健全，同时也加速了后天经络系统的生长发育，逐渐完善。脐部输布气血的功能确实降到了一个次等的地位，一些血管与周围的血管建立新的关系，一些组织闭锁，一些成为结缔组织，逐渐被人们忽略。

但是，这一固有的输布气血的系统依然存在。这就有点像那个旧河改道，有时候，旧的河道仍然有用。比如说，在具体的病理表现上，恶性肿瘤和感染的转移常以肚脐为中心呈"X"状扩散，这便与淋巴管以肚脐为中心的分布有关。关键是这样的，后天经

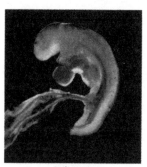

人类胚胎

络系统在形成过程中，受到了神阙系统和脏腑分布特点的影响，在腹部分布了较多的经脉、较重大的穴位，这是先、后天经络系统的交汇处，对"旧河道"的保留有很重要的作用。

田原："神龟全息图"，神龟四肢对应着人体四肢，这个小尾巴对应腰骶骨，是你的设计吗？

薄智云：从胚胎学的角度，完全解释得通。孩子在胚胎期的时候，脊椎是长的，这跟我临床"针"出来的"神龟图"正好相应，

有一段小尾巴。毫不夸张地说，神龟全息图是我一针一针扎出来的，临床事实第一位，理论在后。比如说"滑肉门"这个位置，虽然它是传统经络上的一个穴位，可以治疗妇科疾病，如月经不调等等，在临床上我发现，浅刺它，哎，还能把胳膊疼给治了，浅刺还不疼，我就把它定为"肩"，这么一点一点定位。

而且，胚胎最终会发育成全身的各个器官，在"神龟"上，全身必然有相应的点，通过它，可以治疗全身的各部位的疾病。

4. 扎一针，穿越三个世界

田原：先天，后天，传统，里里外外三层网络。给我们举个例子吧，比方说哪一个穴，扎得深了、浅了，治疗不同的疾病？

薄智云：比如说"中脘"穴，就是肚脐上四寸这个穴，它有什么作用呢？浅刺治头面疾病，中刺调任脉，深刺调胃。

浅刺，它刺激的是"神龟"这个层面，治疗头面部的疾病。比如说落枕头痛，头都不能动，一扎，肯定明显好转；还比如说眩晕，颈供血不足的那种，配上它一起治疗，可以立即止晕。

中刺，调的是什么呢？任脉。"任脉为病，男子内结七疝，女子带下瘕聚"，男子的各种疝气，女子月经不调，带下病什么的，都可以用中脘来调节。

深刺，调胃，我们传统针灸理论中，就有这个功能，可以治疗胃病。"胃募中脘"嘛，胃的"募穴"是中脘穴，常常和背上的"胃俞"穴配合，治疗胃的毛病。募穴和俞穴

汇聚了脾胃的气血，就像一个蓄满水的深潭，引导这潭水（气血）通往病痛发生的地方，就能治病。你有个什么急慢性胃炎、胃溃疡啊，都可以用它来治疗，疼得不行用手按一按也管用。

5. 腹针擅长治疗的那些病

田原：应该说中医理论是汪洋大海，腹针，虽说穴位精当，但要把所有问题都解决，很多人会置疑。腹针更适用于解决那些疑难病？

薄智云：腹针的应用是分层次的，不同的人掌握的水平不同，他的优势病种范围也有所不同。

从总体上来说，腹针针对的不是所有的病，而是重点解决几种常见病、多发病，比如说，颈椎病、腰椎病等等慢性劳损性疾病和多年中风偏瘫。

在临床上，我们就抓住一条主线，以常见病、多发病为主。我现在进行的培训，都是以常见病、多发病为主，就是考虑，怎样能复制出更多的人才来，为更多的老百姓提供良好的服务，让更多的人认识中医，了解中医，最大化地为人民服务。最大限度地满足的老百姓的需求。

田原：还是要贯彻毛主席的626指示精神。（笑）到现在为止，腹针疗效最好的是哪一些病？

薄智云：现在，从普遍意义上说，有六十几个优势病种，都在常见病、多发病这两条线上。人群应该分两个层面，那些教授、专家做什么呢？源源不断地满足时代对他的需求，对这个学科不懈地进行研究，推动这个学科向前发展；普通医生干什么呢？常见病，多发病，他们有能力去治疗它，解决老百姓需要解决的问题。还是毛主席的指示精神。

腰椎间盘突出

田原：我们可以选几个病种谈谈，比如咱们现场有个人腰疼。

薄智云：像他这样的，是腰椎间盘突出，就是常见病，他这个还比较轻。

田原：现在很多年轻人有这个毛病，它是怎样形成的？

薄智云：一般就是在半屈位的时候突然卡了一下，扭动啊、负重啊、着凉什么的，都会引起。

（患者言：对，我原来就是搬重物的时候扭过一下。当时没在意。）

薄智云：我们中医不是讲"麻绳总是细头断"嘛，结起来的麻绳，哪里细，哪里就比较容易断。现在年轻人上学、工作，平时在电脑前呆得多了，颈椎、胸椎、腰椎老僵在那儿，长期不活动，或者看书姿势不对，躺着看，这样，就形成一个趋势，西医里头叫"不稳"，椎节与椎节之间不稳定，就容易增生、钙化。

这个"不稳"是长期形成的，但发作起来需要个诱因，着风、着凉、负重，一下就压迫到血管、神经，立马不能动或者不能坐了。

治疗的时候，你看，这几个调的是"神龟"，这几个调传统经脉，这两个穴用的是"八廓"。

田原：你构建的处方系统，也是立体的，不同层面融会贯通，从"脏腑"到"经脉"再到"局部"，从内而外，包围起来去治疗那个病。

薄智云：用一句话概括，就是"调节脏腑，疏通经脉，治疗局部"。

"调节脏腑"，好比是源头蓄水，你得把水先蓄好。脏腑是生气血的东西，调了脏腑等于再生你的气血，然后将这些气血去灌通你的经脉。

"疏通经脉"，好比是开渠引流。你判断清楚是哪条经脉的病，调理了哪个脏腑才能把气血往这条经上去灌。

"治疗局部"，好比是定向灌注。你把全身的气血送到一条经脉去，治疗一个局部的病，集中力量打歼灭战，他就OK了。

总之，治病必求于本，说穿了就是简单的道理，但是做好它不容易。我们过去不是说，"离心四肢，只疼不死"。只要内脏没有损伤，病只会带来痛苦；但是内脏损伤了，就会危及生命。

【编者亲历】

来到薄氏腹针办公室，尽头摆着一张按摩床，前边一张屏风挡着，不易发觉。

"有点简陋。"薄智云笑着说，"平时一些熟人介绍过来，就不到研究所那去了，直接在这扎上。"实习的研究生一旁张罗着，取出薄氏专用一次性管针，还有一盒子，里面碘伏、酒精、棉签、镊子等消毒器具样样具全，还有尺子和笔；又拿来一次性床单，铺在按摩床上。一旁，薄智云开始给腰疼的小尹检查。

小尹，出版社编辑，24岁，2年前搬重物，一个跟跄，闪了腰，当时没在意，现在坐不能坐，苦不堪言。一拍X光，三、四腰椎椎间盘突出。做过牵引、扎过针灸、贴过狗皮膏药，见好，能坐了，却落下个毛病，坐久了，屁股老有异样感，走路还不舒服。

经过简单的检查，抬抬腿、提提腰，薄智云用尺子在小尹腹上丈量开来，点上一个个坐标。用棉签蘸了点碘伏，消了消毒，再用酒精脱碘。取出一次性管针，轻轻一弹，针飞了进去，没扎进多深，针却立在了肚皮上。

"疼吗？"田主编问。

"嗯？扎了？"小尹反问道，又细细地感觉了一下，"不疼。"

"嗯，你再提提腰，什么感觉？"薄智云说。

说着小尹把腰向上拱。

"还疼么？"薄智云问。

"刚才我抬腰的时候，屁股那又紧又疼，现在……"小尹一脸诧异，又试着拱了几次。

"不疼了？"田主编问。

"没感觉了。"小尹笑着说，又拱了拱腰。

"马上就见效？"田主编说，"真的很浅，刚破皮。你在这儿先针着，体会完了提问。"

"好！"小尹答道。

（30分钟后）

"差不多该起针了，"薄智云看了看表，对实习的研究生说，"你帮忙起一下！"

"好的。"

过了一会儿，小尹走了过来。

"还疼不疼？"薄智云问小尹。

"不疼了。"小尹会心一笑。

"说明气血通过了。"薄智云说。

（30分钟后）

"小伙子，还疼吗？"薄智云回过头来问小尹。

"不疼……就是坐了一会儿，这屁股，还是有点不太舒服。"

"你回去对着镜子，找找针眼……不是在这儿么，关元、天枢，用力往下按。"薄智云走上前，手指轻轻一摁。

"啊！"小尹一声大叫。

"再坐坐。"薄智云说。

小尹坐了下来，感觉了一下，又惊又喜："好了！"

风湿、类风湿

田原：你自创的穴位中有很多是针对风湿、类风湿的，这也是腹针的拿手活儿吧？

薄智云：治胳膊腿疼，都是外周四肢的问题，腹针的疗效很快，先用浅层的"神龟"扎上对应点，疼痛很快就消失了，再用上传统经络和"八廓"，补益脏腑，疗效更得到了巩固。

小儿脑瘫

田原：除了筋骨相关的常见病，腹针对于心脑血管方面疗效怎样？

薄智云：因为腹针关注脏腑，关注疾病根本，所以对于脏腑一层的疾病也往往有奇效，但对于施针人的要求就高了一些。

中医有句话"用后天补先天"，后天是什么？就是我们的脾胃。我将其用到腹针里，把脾气引到元气里面。这是腹针疗法的一个大法，引气归元。

肾为先天之本，一出娘胎，元气就已经定型了，想要去补，不好补啊，不好补

怎么办？在临床中，主要扎的是四个穴——中脘、下脘、气海、关元。将脾气从中脘、下脘，引到气海、关元中。如果你真的想透了，手下功夫到了，可以治疗很多病，输元气就像输液一样。

田原：一语道破天机。

薄智云：那年去韩国，有个小伙子，从小患上了小儿脑瘫，是因为婴幼儿时期高烧烧坏的。二十多岁了，还跟小孩一样，数数还要看着自己的手指头，超过十的加减他都搞不清。你问他三个加两个，他就比划着三个，再两个，最后再数一数有几个指头。

治了3次，超过十的加减就会了；十几次以后，一百以内的加减也没问题了，前后一共治了二三十次吧。

扎到第二个疗程的时候，她妈妈在韩国给他找了个家庭教师，那个家庭教师对她妈很有意见，说，这么聪明的孩子，怎么就从小没教他点文化。

看到二十多次的时候，那会儿我回北京，她妈妈打听到跑了过来。那时小孩已经不跟她妈玩了。以前跟她妈特别要好，好像长不大似的，后来就不和她妈玩了，自己开始找对象了。（笑）

像这样的例子太多了。我到希腊讲学，到现在已经五年了。有一个小孩，大概19岁，上大学，小儿脑瘫引起的功能障碍，胳膊、腿都抬不起来，走不了路。前后到美国做了十四次整形手术，都没整好。我给他扎了一次，他的腿就慢慢能抬起来了。原来根本抬不动，特别吃力，扎完之后跌跌撞撞走了两三步，心里特别满足。

我在那儿呆了两天，后来到了意大利，

他也跟到意大利。一共大概去了意大利那边三次，每次半个月左右。后来他自己就能走了，虽然走得不稳但已经能走了。

6. 拍拍肚皮养心神

田原：对于腹部，针灸更适合专业人员，民间如何使用？

薄智云：可以不用针。采用手法按一下也有疗效。我这儿编有套路，做成口诀，就是为了让老百姓知道，用于养生保健，叫"舒腹养神术"。在这里奉献出来。

气沉丹田意守神，吐故纳新呼吸深。
先调任脉补脾肾，再理胃气通精神。
两侧祛湿不能少，顺时调脑便养生。

"气沉丹田意守神"，指的是什么呢？一种状态，在这种状态下，你才能理顺你的气血。你可以在办公室里，静坐下来，或者睡觉前躺在床上，闭上眼睛，把意念若有若无地放在丹田上。丹田，在道家眼里是练人体内丹的一亩三分地，在哪儿？肚脐下三寸。意守丹田，不要太用力，把意念轻轻放在肚脐以下就行。

"吐故纳新呼吸深"，讲的是什么？深呼吸，呼出脏腑浊气，吸入天地清气。呼吸，有两种方法，一种是我们正常的呼吸，吸气时腹部随之隆起，呼气时腹部自然内收；还有一种逆腹式呼吸，吸气时你有意识地将腹部收缩，呼气时腹部隆起，形成一种"反力"，道家练小周天时常用。大家练"舒腹养神术"时，自然呼吸，第一种呼吸就行。

好，大家可以试着跟我一起做：

闭上眼睛……呼气，腹部自然收缩，想象体内的浊气随之呼出……吸气，腹部自然隆起，气随之下沉，沉到腹部以下，你的肚脐下面微微发热……

好，呼气……

吸气……

双手相叠，轻轻放在腹部上，拇指相叠，放在腹部正中线上，轻轻地、从上往下，推这条线——任脉，从腹正上方的那个坎，一直推，推到毛际的上边，女子推7次，男子推9次。

呼气……

吸气……

两拇指相对，同样，轻轻地放在腹上，两拇指下自然对着两条肾经，就是从正中的任脉旁开0.5寸的地方。从上……往下……轻轻地推。同样，女子7次，男子9次。

旁开2寸，推胃经……女7男9。
旁开4寸，推脾经……女7男9。
呼气……
吸气……

好了，慢慢地睁开你的眼睛。怎么样？

舒腹养神术

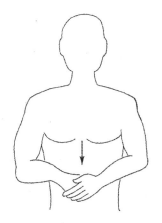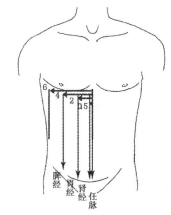

舒服么？

田原：哎，果然熨帖。可是这套手法似乎和神龟、后天八廓没什么关系？调的都是传统的经络？

薄智云：表面上看，似乎是在调传统经络。先调的是任脉，任脉相当重要，五脏产生的气血都存储在任脉之中，用于满足人体对气血的需要。轻推任脉，它就能保持活跃，万一内脏出了毛病，气血能够及时补充。

然后往外，肾经、胃经、脾经。肾经的重要性，我不用多说，大家都明白。脾经和胃经呢？脾胃乃后天之本，人出生之后，气血就靠它产生。推推脾经、胃经和任脉，有助于气血的产生与存储。

脾胃还有一个功能，就是"运化水湿"。中医有云，"胖人多痰多湿"。女同志们可要注意了，按按脾经、胃经，可以祛湿化痰。想减肥，没事按按它吧。吃减肥药，伤脾又伤胃，气血都没了，骷髅美，不要也罢。

这套手法看上去是在调任脉、肾经、脾经、胃经，那是因为，这几条线，老百姓都好找。其实，你在用大拇指轻轻"推"这几条线的时候，表层的"神龟"都能"推"到。里层的呢？那就要用"按"了。

田原：我觉得"舒腹养神术"，特别强调力道，轻轻地推，这个"推"跟你教小尹治腰椎间盘凸出的"按"是不是在力道上有所差异？

薄智云：对，这个轻轻地"推"，跟刚才治疗他那个腰椎间盘突出的"按"可不一样，那是治疗手法，手法比较重，用力按到肌肉那一层。这个"推"，平时保健用，手法轻柔，在腹部滑动。如果遇到哪个地方"推"起来比较疼，说明你相应的脏腑可能有问题，你可以重点"按"一下，"按"就偏向治疗了。

我不太主张老百姓平时养生保健用这种"按"的手法，生病了，你再一通"按"，容易扰乱气血，反而可能对你身体不利，按或扎针，那是治疗，还是留给医生吧。

7. 可遇不可求的徒弟们

田原：参加腹针培训班的学员学习什么呢？

薄智云：培训班主要教大家腹针原理、优势病种的诊治。普通学员临床基本没有问题，但有些意会的东西，你在实践中才能有所体验，这个悟道的程度和速度是因人而异的。

我在培训的过程中，有我的原则，季羡林说"真话不全讲，假话全不讲"。我觉得我一辈子也是这样过来的。"真话不全讲"，条件合适我就讲，条件不合适，你问我，我也不讲。"假话全不讲"，从我嘴巴出来的知识，必须是准确的，经过实践检验的。从长远来说，是为了找到对的人来传承精髓，我也不想明珠投暗了。《黄帝内经》说要"非其人勿教"，没有大德和仁爱的人是不可以传授的。

田原：学中医的人似乎可分为三类：初入道者、学有所成者、得道者。

薄智云：对了。"学之者以谋生"，有些刚毕业的学生，你教他一些技术，让他快点掌握这是最重要的，要树立他的信心。这个时候不需要给他讲太多道理。

"好之者以求成"，他已经是主任、副主任医师，已经成为教授了，他把中医作为一生的职业，当成一个事业，这时，你给他渗透一些理论，他就可以举一反三。

"乐之者以求道"，这是更高一个层面，没几个人了，他能将其所学融会贯通，综合地看待一个病，治疗一个病，凡所做之

事都顺应天道，不违背自然规律。这样的人不多，能成为这样的有潜质的人也不多。

我培养学生也一样，不同的人，需要的东西不同。有的时候我给一些人讲得多一点，另一些人说得少一点。同一个PPT，如果都是教授，我把道理都讲出来，都化开讲；但对刚毕业的学生，我就告诉你，基本功怎么练，一二三四五，按照我的做，你就能看病，就能看好病，你有了谋生的手段，你才能进一步发展。

田原：学针灸，悟性好的人多不多？

薄智云：不多。悟性好的，应该去研究，悟性差的人才去治疗。如果悟性差的都去治疗，只去治疗，你这个学科怎么能发展？

中医院里，80% 的医生，看常见病、多发病没有问题，这是合理的。即便你成不了一个大家，你也该是一个看病不错的医生。就好比电脑软件，你只要会使用它，开发研究那是专家的事。对不对？

医院里 20% 是那些专家，他们看疑难杂病有一手，更需要的是他们的研究。将中医理论化、系统化。如果他们整天忙着看那些常见病、多发病，那么，整个学科就毁了，中医也就毁了。

真正的大家，像邓老他们，不但中药开得好，病看得好，更重要的是，能把这么多中医人团结在一块，共同做这份事业。

田原：要出国讲学，还要带徒弟、办讲座，拿什么时间来临床、搞研究呢？

薄智云：我每年在广东省中医院工作

三个月，每天都在查房、在会诊。临床上，各个专科的疾病太复杂，任何一个专科都会存在疑难病。有些是常见病多发病，觉得有价值就会去研究它。我这帮徒弟还真不少，在广东省中医院带了六个徒弟，四个博导，两个硕导，有大妇科主任、心脏中心主任、急诊科主任、大骨科主任等等，还有个大针灸科的主任，珠海还带着八个，北京的还有，都得亲自去带。国外也有不少。

田原：收徒弟的标准是什么。

薄智云：第一是人品，第二才是悟性。你要热爱中医，连中医都不热爱，我培养你还有什么用啊，很多徒弟是可遇不可求的。我的美国徒弟，今天早上还打电话给我。他在中国读了三年中文、五年大学、三年硕士，跟着我又学了四年，现在还在学。他进入这个系统之后，痴迷了，觉得这个东西太好了，一切都不管不顾了，全心全意做这件事情。很执着。

热爱中医，还要善于学习。荀子不是说："善学者尽其理"吗？善于学习的，一定要明白其中的道理，要悟。你把道理搞清楚了，然后再去做这件事，但并不是所有人都可以搞明白。

8. 中医光知道是不够的

田原：我相信有很多人喜欢针灸，这其中也包括很多年轻的孩子们，但是，究竟应该怎样学习是正确的，不走弯路，才是最重要的吧？

薄智云：中医本科五年，如果刚进大学二年级，教你摸脉，你就上临床摸吧，摸个四年，自然就会看病了。针灸也是，学了一年针灸，跟着临床老师学扎针，你自然就会了。

我们中医的教育系统出了一些问题。当初构建的时候，学习的是西医教学的那一套。西医教学本身是一套比较成熟的系统，但是，用于中医教育系统构建的时候，当时的西医教育学专家，没有考虑中医知识的特殊性。西医知识，大多是明晰知识，而中医知识是意会知识，必须经过体验才能领会。

田原：要非常注重临床体会。你什么都知道，但就知道而已，没有深刻的领悟。

薄智云：中医光知道是不够的，我们过去不是还讲，带徒弟，先求形似，后求神似。我告诉你这个穴，有什么功能，必须经过反反复复的练习，体会到了，你才可能往前走。

所以一个好的老师，首先必须是一个好的医生，没有体悟，又怎么教得好学生？

练武的不是还说，"低头哈腰，师傅不高"。师傅都是很低的水平，你让徒弟跳到一个很高的水平上去，那就累了一点。所以无论针灸还是中医的其他，学生对老师的选择很重要，临床实践更为重要。

所以家传就有这个好处，几代人花的力气都接起来了。作为自己的长辈，你的父母，他教你的时候，不遗余力啊。你想学什么他就告诉你什么，没有一点保留，恨不得全都交给你。关键在于你，你是主动去要球，还是被动地接球，有些人，父母给你你还不要，还嫌累呢。

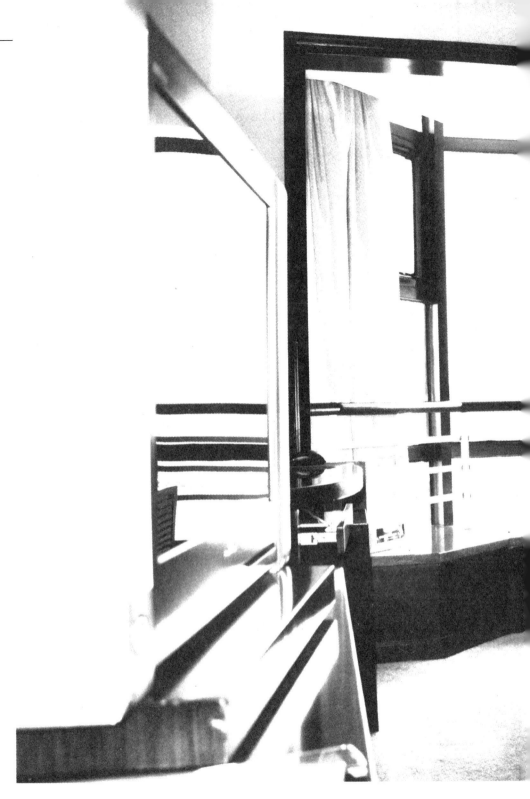

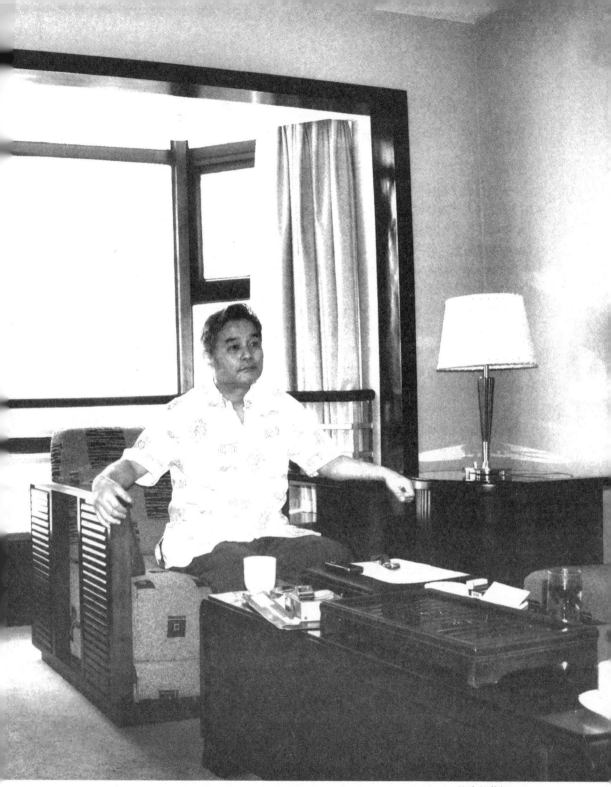

忧患的薄智云

薄氏腹针学提纲

总标题"腹针疗法"。

第一章"腹针疗法概论"，开篇关键词：针灸为何？经络的实质是什么？生物的全息角度下诞生了多少微观诊疗系统？神阙调控系统是怎样的一个核心？以及在此基础上创建的腹针疗法。

第一章下边的小节题目分别是：腹针的形成，腹针的机理，腹针的特点。

第二章"腹部解剖"。下边的小节题目分别是：前腹壁表面解剖，腹部的形状和脏器的体表投影，脐，腹膜，等。

第三章"腹部的经穴、经外奇穴和新穴"。下边的小节题目分别是：腹部穴位的取穴方法，腹部的经穴、经外奇穴和新穴，腹穴的基本特点，等。

第四章"腹针的中医学基础"。下边的小节题目分别是：阴阳五行学说，脏腑学说，经络学说，等。

第五章"腹针的原理"。下边的小节题目分别是：中医对腹部的认识，神阙布气说与腹针的关系，腹针对机体稳态的影响，等。

第六章"腹针的定位及取穴特点"。下边的小节题目分别是：循经取穴法，定位取穴法，八廓辨证取穴法，等。

第七章"腹针的临床应用"。下边的小节题目分别是：腹针的适应证、禁忌证，腹针的针刺手法，腹针的常用处方，等。

第八章"常见病症的腹针治疗"。

第九章"近年来腹部穴位的研究与临床应用"。

附录"近年发表的腹针论文"。下边的小节题目分别是：病毒性脑病致失明验案，腹针对脑出血脑外伤术后昏迷的促醒康复，腹针治疗颈椎病 50 例，以腹针为主治疗中风后遗症 50 例临床观察，腹针治疗中风偏瘫 44 例，等。

薄智云腹针重要观点

1. 扎针原来可以不疼

很多没扎过针的人一听说针灸、扎针，就谈虎色变，因为怕痛。

扎过针灸的，知道扎针不完全是痛，更多是一种酸麻胀重感，有的人觉得那是一种享受，但更多人是扎了第一次，就没第二次。

针灸，就这样，让人们在纯天然、无公害和令人生畏的疼痛、酸麻胀重感之间徘徊。

薄智云：其实我们中医在传承的过程中，发生了一些谬误。传统针灸强调，"气至而有效"。也就是说病人要得气，效果才好。如果得的气能够传到病变部位，那效果就更好了。在临床中，病人得了气，有时候会出现酸麻胀重的感觉，你哪儿病痛，这种感觉还会向哪儿传，但有时候没有这种感觉，医生就误以为有感觉才叫得气。

腹针研究，必须把这个理念打破。《黄帝内经》里有这么一句话："上工治病，如风拂云。"很轻巧啊，并不需要多么费劲地疼痛、酸麻胀重，腹针就是有这个好处，扎针不疼。这要归功于三个因素：腹针理论、套管针具和手法。

为什么不疼？

腹部有一个立体的经络系统。最外一层是神龟全息层，全身任何部位在这里都有应答点，而且，位置深度一般不超过2mm，针刺进去，刚破皮就可以立住，留针刺激就可以迅速实现止痛等疗效。比方说胳膊痛，一扎"滑肉门"，针刚扎进去，病人就不疼了。针还在肚皮上躺着，胳膊已经好了！既然你不疼了，我还扎什么？不需要。

套管进针

我用套管进针，有的人一看，怎么还用套管扶着针啊？扎针的高手不是都单手进针吗，又快又准。一听这话，就知道是国内针灸小圈子里培养出来的针灸大夫、或者是常扎针的患者，他们不懂国际行情啊。

套管进针，它有两大优点：

首先是清洁，不会污染针体。我们传统针灸大夫，怎么拿针的？针身长啊，大家常常捏在半截上就给人扎。你的手是不是每拿一根针都消一次毒啊？不能保证。病人会不会感染那是另一说，但这种操作，从严格意义上来讲，是不符合要求的。

我们中医消毒观念普遍差，如果我们现在不对大家进行训练，消毒观念都没有，外国病人一下就瞧不起了，不放心了。我们必须用一种方法，将过去的疏漏堵上。

第二个优点么，取穴准确。腹针不同普通针灸，搞个大约就行。你看腹部方寸之地，密密麻麻全是反应点，你偏一点，扎的就是另一个地方了。失之毫厘，缪以千里。

缓慢进针，小幅捻转

现在很多针灸大夫，为了所谓的得气，大幅度地提插捻转，强刺激。治疗痛症或许还行，但是，如果下面有血管，你这一提插捻转，下面的气血一搅动，全乱套了。

我要求我的学生遵守一个原则：缓慢进针，小幅捻转，细细体会医者的手下感：针吸住了，哎，得气了。如果得的是邪气，跟针会冲撞得厉害；没得气，手下会感觉发空。这些都得在实践中慢慢体会。

2. 腹部虽平坦，却藏有天地

人体的经络是一个巨大而复杂的系统。我们说，仅仅一个巴掌大小的腹部，都可分为"天、人、地"三部结构。

天部，为表层的"神龟"，人部，为"传统经络"，地部，为里层"八廓"。"神龟"和"八廓"是胎儿时期最早形成的先天经络系统。而"传统经络"是在先天经络的基础上形成的后天经络系统；先天为母，后天为子，它俩是母系统与子系统的关系，现在普遍使用的传统针灸，其所针对的传统经络只是全身经络系统的一个部分。

"神龟"、"传统经络"和"八廓"这三部结构，还各分天、人、地三层，共9层。我们可以根据疾病病位的深浅，扎在神龟、或传统经络、或先天八廓的不同层上。

比如落枕了，它是在什么部位？头部，那么，我们可以取神龟上的"中脘"穴，刚才提到过，中脘与头相应。如果落枕连着某一侧肩，发酸困重，我们可以取与肩相应的"滑肉门"和与颈肩结合部位的"商曲"穴。这些，用的都是神龟上的穴位。

比如受风、着凉引起的落枕，如果仅仅一两天，病位一般在表在外，还未入里，可以扎 "神龟"层的天部穴位。如果病了好多天，这些风寒往往已经向里窜，那你就要扎得深些，扎在"神龟"层的人部甚至地部上。

3. "先天"经络生出"后天"八卦

什么是经络的先天与后天？

是相对于胎儿出生前与出生后来说的。

而道家讲"先天"、"后天"指的是先天八卦和后天八卦。

我发现的"先天经络"，是胎儿出生之前，在娘胎内形成的经络。胎儿娩出之后，脐带卡断了，供给营养靠什么呢？靠吃的东西，后天经络才开始发育成熟。这时，先天经络就变成一个隐性的系统。两千年来，我们研究的经络，只是整个系统一个片断、一部分，是后天形成的那部分系统。

如何深入研究它们的关系？

医理源于易理，易理中很重要的部分就是阴阳，也就是"八卦"。八卦分两种：先天八卦和后天八卦。而"先天八廓网络"的分布，竟然和后天八卦图是一致的。

那么，就易经来说，先天八卦和后天八卦有什么不同呢？

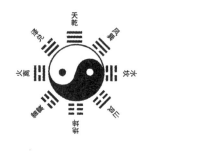 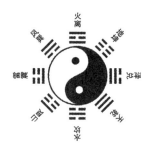

伏羲先天八卦图　　　　　　　　　　　文王后天八卦图

先天八卦是伏羲氏发明的，所以又叫"伏羲八卦方位图"。

后天八卦呢？传说是周文王，所以后天八卦又叫"文王八卦方位图"。

"先天为体，后天为用"，讲的就是先天八卦与后天八卦中"先天"、"后天"的关系，这是指什么呢？先天八卦图为天地自然摹拟图，讲的是"太极生两仪，两仪生四象，四象生八卦"的阴阳分化及阴阳对立的状态，天在上，地在下。

后天八卦图是天地阴阳相交图，天阳下降于地，地阴上升于天，天地交泰而生万物，取宇宙万物形成过程的意象来表示万物和人类的化生。

两个八卦图中，不仅含有阴阳运动的倾向性，而且含有太阳、少阳，太阴、少阴四种不同程度的转化。

我们可以看先天八卦图。

"太极生两仪"，一个太极一个圆，上为阳，代表天，下为阴，代表地。世间万物都由这一阴一阳化生而成。这里取的是意象，天在上，地在下。

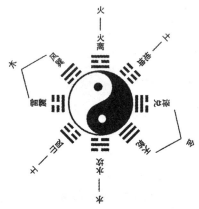

后天八卦与五行关系图

"两仪生四象"，天上不全是阳，还有一个属"阴"的圆，下为地，地上有属"阳"的一个圆。这也是意象，阴阳不是绝对地对立，阳中有阴，阴中有阳。这恰好将太极分为了四象：阳中有阴是"少阴"，在左、在东；阳中之阳是"太阳"，在上、在南；阴中有阳是"少阳"，在右、在西；阴中之阴是"太阴"，在下、在北。

"四象生八卦"，四象再进一步化生，就成了"先天八卦"。它是八种宇宙中的现象，天—地、泽—山、火—水、雷—风，两两相对。

先天八卦考虑的是空间的对立关系，后天八卦不仅考虑空间，还将时间包括在内，它与一年四季、二十八星宿、一天十二个时辰都存在一个对应的关系。在这种时空关系的基础上，形成了五行生克的关系。这个东西，上课的时候给学生讲上个几节课都讲不完。

我们来看后天八卦图，上南、下北、左东、右西这个空间关系没变，与"先天八卦"一致，那变的是什么？一是卦象的位置变了，上面的"天—乾"卦变成了"阳火—离"卦，下面的"地—坤"卦成了"阴水—坎"卦。二是八卦立了起来，阴阳的消长也有了方向，阴阳顺时针变化。上南，阳到了极限，阴开始生长，顺着那黑色蝌蚪的尾巴阴在变多，阳在减少。想想，一年中什么时候是这样？夏秋之际。一天呢？正午十二点之后。时间沿着这个圈圈，阴阳在不断消长变化之中。冬天到春天，正好反了过来，阴到了极至，阳开始慢慢生长。

由此可见，文王八卦图概括了自然界及人体阴阳五行关系，反映了人体内部的生理，适合于中医的研究。谓："心应离，脾应坤，肺应兑，小肠应乾，肾应坎，大肠应艮，肝应雷，胃应巽。"为腹部的八廓定位提供了一个大的轮廓。

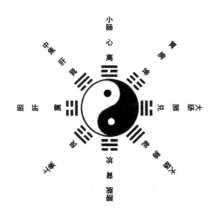

神阙系统—先天八廓图

在长期的腹针实践中，我们发现，腹部脏腑的分布与调节是有规律可循的，这一规律与后天八卦相使，人体内脏的生理也大致合于此图的规律。心居中上焦为火，肾居下焦为水，肝胆位于右肋下为木，脾居左肋下为土，而肺金与大肠相表里，降结肠与乙状结肠又恰位于左下腹，使人体内脏的生理用粗线条清晰地表达了出来。

在腹部八廓定位时，以神阙为中心把腹部分成大致相等的八个部位，为记忆的方便各以一个穴位为核心代表一人部位，如：中脘为火，为离，主心与小肠；关元为水，为坎，主肾与膀胱；左上风湿点为地，为坤，主脾胃；左大横为泽，为兑，主下焦；左下风湿点为天，为乾，主肺与大肠；右上风湿点为风为巽，主肝与中焦；右大横为雷，为震，主肝胆；右下风湿点为山，为艮，主上焦。

八廓中每一廓的穴位都对所主脏腑有特有的治疗作用，并对内脏的平衡调节起着重要的作用。如心肾不交出现虚烦不眠、心悸健忘、头晕耳鸣、咽干、腰膝酸软等症时，可通过离廓与坎廓的穴位治疗。

4. 不要盲从，也不轻易相信

我在读西方哲学、宗教哲学的时候，奥古斯丁说过的一句话，给我留下很深的印象："由于我们怀疑，所以我们求证；由于我们求证，所以我们获得了真理。"在临床上兑不了现的，那就去质疑。在质疑的过程中发现，找到正确的东西，那我就大可立下来，不要盲从，也不轻易相信。

我到了任何一个国家，面对西医博士这个群体，都不是外行。我给他们讲的，是在他们原有知识的基础之上，划延长线，这样就省力得多。你把延长线划出去，你的文化自然就传播出去。

你先教他一些技能，他觉得，哎哟，有意思，他的兴趣就来了。先培养他的成就感，完了以后呢，他才能慢慢有了什么呢？使命感。他今天看好一个，明天看好一个，搞什么都不得了，他就会去探究为什么，追着你去问、去学。

老百姓也一样，在他已有知识的基础上划延长线，是最便捷、最容易被接受的传播方式。我们不要排斥西医的东西，不要老是觉得西医这个东西不好，那个东西不行。西医学也是人类智慧的结晶，是用大量的资财研究出来的东西，我们为什么不站在它这个基础上去发展？西医的科普做得比我们好多了，人家费了很大的劲，做了铺垫，我们干嘛不拿来用？人家开车从北京到上海，一千公里，已经开了八百里了，咱就坐上他的一截车，什么地方走不通，咱们自己下来再走，对不对？

5. 腹针处方标准化

我们的传统针灸，取穴带有很大的盲目性，跟着感觉走。今天大概在这儿，哟，扎低了；明天大概在那儿，呀，又扎高了。反反复复，疗效不好原因在哪儿？盲目性就是原因。

为了方便大家掌握，我把处方都标准化了，比如说这个腰椎间盘突出，扎哪几个穴、穴在哪儿、扎多深、怎么扎，出现什么情况配上哪些穴位，把这些都标准化了。

腹针的疗效，应该说有效率在90%以上。也就是说在骨关节病、风湿这块，腹针几乎是百发百中。

什么是规范？就是为了保证疗效，不得不采取的必要措施。我给你设定这些东西，你不按我的来，你的效果就不好，他就成为一种自觉了。

腹针构建的是一个严密的系统，完全按照中医的处方结构构建，每个处方都有君臣佐使。我们现在有大约二三十个处方实现了处方标准化，针对不同的疾病，这个处方就治这个病，那个处方就治那个病。我们进行了可重复性研究。这些处方后面还有加减，辨证论治。一种疾病，可能会出现不同的情况，腹针处方会相应加减，这些我都写在标准化方里了。

这是受传统中药处方的启发，比如说四君子汤，"参术茯苓甘草比，益以夏陈名六君"，加个半夏和陈皮就变成六君子汤了。我这个腹针处方也是这样，按照我们中医的理论，指导它、构建它，把针灸这个系统做得更科学更合理，让别人好掌握。

但是，无论中医还是西医，是否具有可比性？可以，疗效标准一样，一切都用疗效说话。为什么我们腹针走出去基本上没有障碍？因为它和西医的对接不存在障碍。疾病的诊断标准，疗效的判定标准基本上与西医是一致的。但是我们中医治疗方法和手段是独特的，我就单纯用针灸，用腹针疗法，就能把腰椎间盘突出搞定，安全又环保，你用牵引、换椎间盘，虽然也能搞定，却有一堆的副作用。

后记：薄智云印象

薄智云常常说自己，之所以能成为今天的自己，是个偶然。家传是偶然，文革期间一不小心，学了点西医，却又只针灸不开药，针出了名气，省里领导也信任他；偶遇一老工，为了不在学生面前丢脸，误打误撞治好了腰椎间盘突出，却开始了腹针的研究；赶时髦，开始研究耳针，将其原理嫁接到腹针上；经由李教授邂逅祝教授，一语惊醒梦中人，开始了腹针的三维研究……

不经意间一晃二十余年，发现了先天经络，发明了腹针疗法，《腹针疗法》、《腹针无痛治百病》也相继出炉，《腹针精髓》、《腹针秘传》还在酝酿之中，不求人人懂，只求看病的人越来越少；意外间到了十多个国家，做了上百场培训，收了几十弟子三千学生……

种种的偶然，却是必然，他是薄智云，不是别人。这一切种种，基于他对中医、针灸和西医知识深厚的积淀；他骨子里透着一种傲气，从不服输；他擅长拿来主义，只要可能，一切知识都可以嫁接到腹针上，在腹部这个方寸之地生根发芽；他尽一切时间呆在临床、投在腹针的研究上，家人戏称其是住店的，上天给他却派来了天使，那就是薄夫人，默默地支持着他完成这项事业。

在弟子林社（林超岱）眼中，他淡泊名利，有点钱就投到研究中，用于扩基地、办讲座、扩大腹针的影响。广东省政府投资600万建了"腹针研究所"，但他在北京的房子却还是租的。

谈起腹针的轻巧，"如风拂云"，治病于无形，薄智云的自豪，的确是另一种境界，一种淘尽千层浪后的轻快。腹部，巴掌之地，包含了多少乾坤，如何道得尽、说得明，却让薄智云一针一针，浅浅深深地忖那个劲，忖出个神龟，忖出个八廓。最难能可贵的，是他对中医的这份执着，对针灸的狂热和喜爱。

发现腹针的人，注定是他，不是偶然。

文化背景

肚脐之不同

为什么中国人传承红肚兜与护腹带？

为什么西方人流行露脐装与低腰裤？

肚脐，一度成为开放与保守的标志。

西方人穿露脐装、低腰裤，中国人穿长背心、高腰裤。

这仅仅是性开放程度的不同吗？

未必。

我们的老祖宗认为肚脐是"命蒂"，脐，乃"子初生所系也。断之为脐带，以其当心肾之中，前直神阙，后直命门，故谓之脐也"（《正字通》），"脐者太极之别名。先天之气管。如瓜之有蒂也。形成於腹。而似太极图之形式。下名丹田。男子之气海。女子之血海。内通肾络。而交督脉。凡婴儿受胎。先有此根蒂。然后化形质。即天一生水之义也……其形虽小。俨然一浑天仪也"（《公笃相法》）。

甚至，肚脐还是身体、性情，甚至命运的写照，对预测寿命有一定的意义。古人抓肚脐，从娃娃抓起，总结出一整套护脐养生法，家喻户晓。

孩子刚生下来时，断脐带的时间、留脐带的长短、打结后如何包裹、穿什么样的衣服、怎么洗澡和保暖都有讲究。原则是一致的：防水防寒。

断儿脐者，当令长六寸。长则伤肌，短则伤脏。

儿亦生即当举之，举之迟晚，则令中寒，腹内雷鸣，乃先浴之，然後断脐，不得以刀子割之，须令人隔单衣物咬断，兼以暖气呵七遍，然後缠结所留脐带，令至儿足趺上，短则中寒，令儿腹，中不调，常下痢，若先断脐然後浴者，则脐中水，脐中水则发腹痛。（《备急千金要方·初生出腹第二·卷五上》）

至于成人，护脐最关键是"防风"，所以有肚兜、护腹带这类物件。因为肚脐是脐带愈合留下的疤痕处，又是腹部门户，古人认为此处宜暖（注：古有"三暖一凉"之说，背、腹、足宜暖，头宜凉）。

此外，古人还从肚脐的位置、形状、大小、凹与凸、深浅、有痣无痣、肌肉盈亏、色泽等方面加以分析寿夭，发展出了"脐相学"。

脐为元气之候，故，若脐深、脐环圆整、轮廓宽宇、肌肉厚实、色泽明润、按之有力，应手如有根蒂之脐，为神气内守、元气充盛之相，主寿。

反之，如脐浅、脐环不圆，轮薄廓狭，脐肉薄虚色泽不华，按之虚软如泥者为无根蒂之脐，为神气不充、元气虚弱之夭相。（《中医疾病预测学》）

千人千面，千"脐"亦有千态。

总而言之，肚脐是生命的关键点，在我们所能找到的祖宗经验中，脐疗养生的大原则就是"温护"：穿过脐的裤子、用艾条温灸、用热性药物敷贴。

在西方国家，肚脐的名字叫"belly button"，就字面意思翻译过来是"肚皮／腹部按钮"。按钮，这形容的是一个突出的部位。

看到这里，你会不会想：肚脐不是一个凹坑吗？

外国人把肚脐分为三类：innie（凹脐）、outie（凸脐）和innie-outie（平脐）。在不同人种中，凹脐、凸脐和平脐的比例目前还没有统计数据，估计是有差别的。

肚脐是凹是凸的决定因素是什么呢？

面对外国肚脐所喜爱的露脐装和低腰裤，与老祖宗传下来的红肚兜和护腹带，我们是否也该问问自己的肚脐：

肚脐眼儿，你爱哪一款？

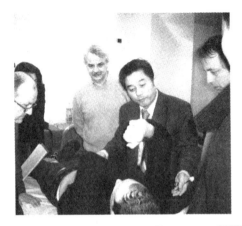

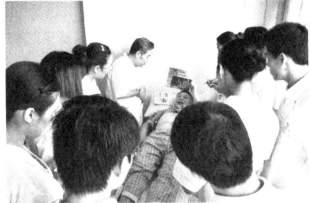

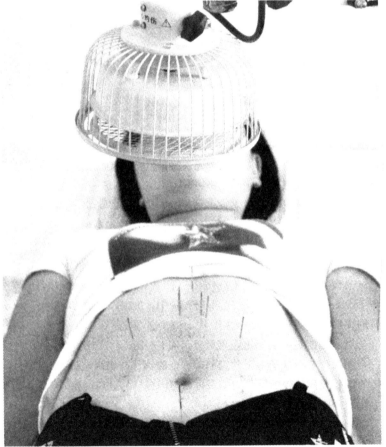

1 | 2
3

1，在罗马讲学现场
2，在柳州出诊
3，腹针治疗

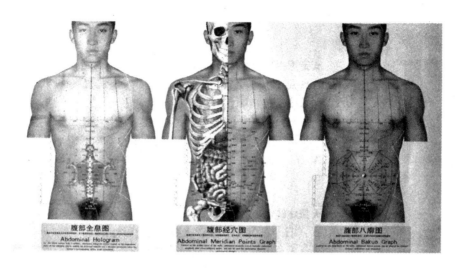

薄氏腹针挂图

表：神龟全息图，浓缩全身各个局部相关部位。

中：传统经络图（腹部），主管任脉气血，及其他经脉气血。

里：先天八廓图，象征相生相克的脏腑互动关系。

在这从里到表交织的立体网络上，薄智云分层调节脏腑、疏通经脉、治疗局部，把病根、病症一揽子解决，效果立竿见影。

（本专题责任编校：谢振铨）

山头·山音 读书

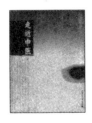

★走近中医：对生命和疾病的全新探索

（唐云 著；广西师范大学出版社）

一扇通往中医与生命的门

中医是一门古老而神奇的医学，但是我们大多数人都不曾真正地认识它，本书试图用明白的道理、生动的事例、形象的比喻让读者领略中医最真实的一面，使读者了解中医对生命和疾病的认识，中医治病的科学依据。

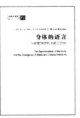
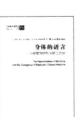

★身体的语言

（（日）栗山茂久 著；上海书店出版社）

中西医学比较方面的开创性著作

《身体的语言》比较了古希腊与古中国身体论述及其文化根源。古中国与古希腊的差异，不但是理论上的，也源自身体感受的方式不同。身体在中国医家眼中是全身孔穴、由一条条经络联系而成；西洋医家看到的却是肌肉纠结，全身充满了神经与血管。

★近代中医的身体观与思想转型：唐宗海与中西医汇通时代

（皮国立 著；生活·读书·新知三联书店）

再探中西医相遇的时代

本书通过中国近代第一位提出"中西医汇通"口号的医家——唐宗海（1851—1897）的医论，探讨早期的中西医汇通，寻觅传统中医的原味，为现今仍持"废中医"之论者提供了一种完全不同的思索角度。

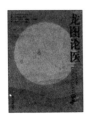

★龙图论医

（吴见非 著；中医古籍出版社）

大易成大医

一个从救母亲开始翻书的门外汉，以易学的艺术作眼，肾病、高血压、糖尿病、乙肝治验，中西医争论的终结者。

癌症生长靠阴阳

民间隐医董草原　找到治癌新出路

主题说明

中医执业医师董草原,历经40余年艰苦探寻和实践,创建了"阴阳力致癌 - 治癌理论",并取得了卓著疗效,临床治愈各类癌症患者万余人,成为民间广为传誉的"治癌专家"。

董草原最初发现:人体任何一个脏腑和部位,都有生癌的记载,就是没有心脏癌的记载。那么,心脏为什么不生癌呢?

……

对话董草原现场

之一 / 心脏为什么不生癌?

之二 / 癌症生长靠阴阳

癌症生长靠阴阳

民间隐医董草原　找到治癌新出路

主题说明

　　中医执业医师董草原，历经 40 余年艰苦探寻和实践，创建了"阴阳力致癌—治癌理论"，并取得了卓著疗效，临床治愈各类癌症患者万余人，成为民间广为传誉的"治癌专家"。

　　董草原最初发现：人体任何一个脏腑和部位，都有生癌的记载，就是没有心脏癌的记载。那么，心脏为什么不生癌呢？因为癌也是一种生命，是生命就必须要有营养、水分和热量才能生存。人体所有的血都要经过心脏，但是都不能在心脏里停留。人生存必需的水分、营养和热量都靠血供给，血不能停留在心脏，心脏就不可能有多余的营养、水分和热量，因此心脏就无法生癌。其他地方之所以生癌，就是因为营养、水分、热量超标。

　　董氏认为：一切生命，不管高级低级，都是以物质为基础，以阴阳力、即冷热力为动力。冷热力越大，物质和生命发展变化的范围越大，速度越快。"阴阳者，天地之道也，万物之纲纪，变化之父母，生杀之本始……"，阴阳力就是冷热力，它象纲纪一样地牵引和限制着物质的变化和生命的发展变化。人体内的正常细胞，之所以会质变成癌细胞，就是人体内部整体或局部的阴阳生命力亢进增大的结果……同样，董氏以其"治癌先治热"、"癌症不宜攻补、宜解泻"、"一剂治整体"、"药物治、环境治、精神治三管齐下"等重要观点和方法，以其发明的中草药系列治癌药物，给众多癌症患者带来了福音。

　　《中国中医药报》曾将其理论名之为"董氏中医学原理"。

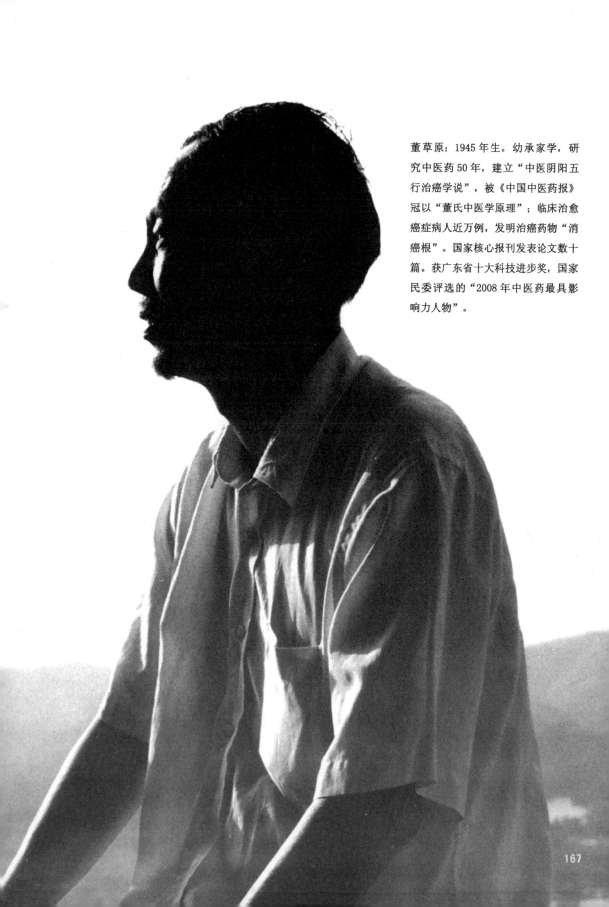

董草原：1945 年生。幼承家学，研究中医药 50 年，建立"中医阴阳五行治癌学说"，被《中国中医药报》冠以"董氏中医学原理"；临床治愈癌症病人近万例，发明治癌药物"消癌根"。国家核心报刊发表论文数十篇。获广东省十大科技进步奖，国家民委评选的"2008 年中医药最具影响力人物"。

相关背景

　　世界卫生组织的最新统计数据显示，每年全世界有 1200 万人被确诊为癌症，死亡人数高达 740 万人。全球死亡病例中每 8 个人中就有 1 人死于癌症，远远高于艾滋病、结核病和疟疾三者相加的总和。世卫组织警告，如果没有大的变动，2030 年全世界将有 2600 万新增癌症病例，死亡病例将达到 1700 万，比今年的 760 万翻一番还要多。其中，中国癌症发病率近 20 年来呈明显上升趋势，每年新发病例达 220 万人，在治患者 600 万人，而得到规范治疗的患者不足一半，死亡率上升了近 30%。也就是说，每四个死亡者中就有一个死于癌症，全国每年因癌致死人数为 160 万人，相当于每年就有一个百万以上人口的城市被悄然毁灭……

致癌的病因……

1、情感病因的理论。是说癌症来自情感过度和不加抑制。

2、"原罪"病因的理论。认为癌症是对自己的一种 w 惩罚："我做了什么罪孽的事啊，会得上这个绝症？"

3、心理病因理论。抑郁的人更容易患癌。

4、较流行的观点认为：癌症是工业化进程对人类的报复，是受到伤害的人类生态圈的一种反叛，是大自然对一个邪恶的技术统治的世界的报复。诸如当下的统计数字：癌症百分之九十是由环境污染造成的，以及吸烟饮酒、饮食不当、染发剂、熏烤肉、味精、激素喂养的食用肉类、食品当中的添加剂、化肥农药残留物质、以及电视电脑手机辐射等等原因。也就是说，癌症是资本主义化的疾病，是工业文明的疾病。

5、"癌症基因族谱"理论。美国科学家沿着岁月长河追溯到几百年前，寻找一个家族中究竟是哪位"祖先"制造出了第一个有缺陷的基因。然后他们又沿着家谱找到这位"祖先"的现代子孙，向这些有可能面临健康风险的人发出警示。依据一位去世的癌症患者的家谱，专家们发现 1640 年的一位英国移民踏上马萨诸塞州海岸时，无意间产生了罕见的遗传基因突变，这个突变成为威胁后代的根本原因，导致现代这些人发病。

1、常用的手术疗法：血腥的切割貌似斩断了癌与躯体的血肉联系，但其内部，由数十亿破坏性细胞组成的军团早已扫荡了人体的各个角落。

2、运用化学战术的化学疗法：不管给病人带来多大痛苦，其利用的也是人们的习惯观念——只要能够救命，对身体的任何摧残和损害就都被视为是正当的，是正常的。大多数患者到目前也并不知道这样一个重要原则：即，放、化疗，就如放射性与化学武器一样，本身就具有先天违法性，因为它并不能从根本上解决癌症，反而会进一步激化和引发癌变。

3、"热死疗法"，用一种升温机器使人体温升高到42℃，让你连续发烧5个小时，因为实验表明，癌细胞超过43℃5小时就会被烧死。

4、"闷死疗法"，就是在"癌"的周围注射药物，阻断癌细胞的营养来源，用这种"介入疗法"闷死它。

还有"冻死疗法"，就是用高速冷冻法把癌细胞冻死。

当然最为常见的就是"放射性疗法"，用钴56，就是原子弹的放射线，等于用原子弹杀死癌细胞，还有用激光刀、伽马射线切割癌体等等。

癌症的治疗方法

正在研究的基因疗法，希望用好的基因替代坏死、病变的基因。粒子线治疗，超声波治疗等研究都是雷声大雨点儿小，在临床上都没有得到普及。还有分子靶向治疗。这种疗法"看上去很美"，不像放化疗那样显得很残酷。靶向治疗针对肿瘤细胞中的一个靶点或几个靶点起抑制肿瘤细胞增殖的作用。还拿战争来打比方吧：放化疗是狂轰滥炸，靶向治疗就是激光制导的精确定向轰炸。总之都是轰炸。但既然是轰炸，就没有不炸死好人的道理，只是相对于化疗来说，好人受伤范围比较小。

未来几年将有更多靶向治疗的方法问世。等于是说，针对癌症军团的不同兵种，靶向疗法打算用游击队的方法一一击破。只是不知这只敌军强大的生命力、快速异变、快速蔓延的超能力是否也被列入了科学家们的计划考虑当中？

最新的治癌方法

中国肿瘤治疗严重缺乏规范性

众多的患者在被确诊后，因治疗方案不正确而延误了最佳治疗时机。也由于缺乏规范治疗，中国肿瘤患者 5 年生存率不足 25%。有权威专家指出：规范治疗是指根据肿瘤的生物学特性、病期和发展趋势，需要多学科合作制订治疗方案；根据患者本身的状况，对病情做出全面评价，并正确有序地运用各种治疗手段，以达到最佳治疗效果。

但是，这一权威说法同样令人感到语焉不详。什么是治疗癌症的正确手段？最佳的治疗效果是什么样子？在哪里出现过？

一个刚刚被切割下来的癌瘤，丑恶得无法形容，而只能回归它的名字"癌"。汉语里，癌字从岩，其本义就是凸起于人体里的一块瘤子状的岩状物，穿孔通里，毒根深藏，令人望而生畏；相反的是，它大多不像岩石那般坚硬，而是一个软性的血色活体，由于其柔软而更令人觉得阴险至极，癌体上密布的血管如同蟹爪一样，有组织性地向四周伸展出去——做攫取状，将每一个健康细胞快速攫取、毒化、变成它的"殖民地"……

特写

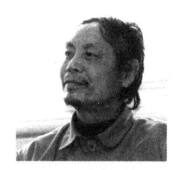

董草原 其人

初见董草原，是 2008 年春节前夕，在北京一家出版社的一间办公室里。

"化州董草原"。一进来他就自报家门，瘦而高的身形在门口停了片刻，然后不握手，也不寒暄，径直走到里间一个正面的位置坐下，翘起二郎腿，赤脚杆上趿拉着一双酱紫色塑料拖鞋，很惹眼地摇晃着。

据说，这是一个用纯中医药能够治愈癌症的人。

据说，这是一个自己得过两次癌症、又用中医药治愈自己的人。

他那好像几天没洗过的脸上皱纹密布，肤色虚黄，头发和胡须处于乱蓬蓬的自然原生态，很沧桑，很土气，根本不像个医生，而更像一个病困潦倒的农夫；但农夫又不会有这样一双灼灼的眼神和傲慢的举止——说是个巫医或者神汉还挺靠谱。随即我看到：镜头里的他好像有点找不到自我感觉，意识到有人给他拍照，就用手指胡乱梳拢着头发，那头发大概有一个月没洗了，怎么也梳不拢，于是就双手抹了几把面皮，好像抹去了几分尴尬，然后"嗨"了一声，振作起精神来讲话。

我还注意到：他的门牙是缺失的，左手无名指也分明缺了一节指头，显然是被什么刚性的物体导致的硬伤。混乱的肢体信息也传递出我们正常经验所不能覆盖的复杂背景。

问他：董草原是你的原名吗？

他说不是。他的原名叫董土元。

"土元"是一味中药名，俗称"土鳖"，是一种背负甲壳的小动物。

问他为什么改称董草原？

他又"嗨"了一声，回答说："我呢，就是大草原中的一棵野草，任人践踏还要顽强生长。"说完，神情有些激愤。

他滔滔不绝的岭南方言也实在难懂，只听出个大意，说他创建了什么"阴阳力治癌"理论，目前正致力于用阴阳五行推翻"进化论"。

都是一些大得没边儿的话题。

原来是想听他谈如何治疗癌症。他却说：不谈癌症，谈起来你们也听不懂。——好像对自己的阐述效果不甚满意，他停下来，助手（他的女儿）递过一个半米多长的竹筒子，他伸手从塑料袋里捻出一小团丝状物质，摁到竹筒侧面一个烟嘴状翘出的装置上，打火点燃，然后将嘴巴埋进竹筒里，呼噜呼噜地吸了起来。

随着一连串的水泡音，呛人的烟雾在室内飘散开来。

他吸的是传说中的水烟袋。

两小时后，谈话在云里雾里结束。分手时，大家善意地劝他多穿点衣服，——一袭单薄的蓝布衣，类似车间工人穿的那种蓝色工作服，北京的腊月天儿，很容易感冒得病。他回答说："嗨，没事的，我从来不感冒，再冷的天也冻不死我。"说着走出几步、又转回身，好像几夜没睡觉的眼睛红赤赤地看定众人，发宣言般地说："我不能死，我死了，癌魔会更加肆虐，人类生命历史将因此而改写！"

说罢，系好蓝色工作服的风纪扣，斜挎着一个印有"为人民服务"字样的黄挎包，昂首挺胸，摆着两条胳臂扬长而去。

1、很多人说阴阳不太好懂，其实你只要明白冷热就行，阴和阳，你可以理解成冷和热，阴阴力就是冷热力。

2、认识冷热，是人类思想文明的开始。
应用冷热，是人类物质文明的开始。

3、对于八卦图里那个阳爻和阴爻，普通人不太容易看懂，一般也就简单理解为阴阳符号；但是没有人能够知道：它是世界上最早的"温度计"。

4、我们现在用的温度计，它只能计热度，不能计冷度。阴阳爻符号就不一样，它冷和热一起计。计热量的时候不是计算简单反应出来的度数，而是计算太阳——在不同的位置上时，大地所感受到的不同的冷热度。比如说，太阳在坤时，就是三个阴爻，是最冷的时候；太阳来到乾，离我们最近，是三个阳爻，最热。实际上呢，计算阴阳就是计算太阳所处的不同的位置，相应折射到我们地球这个位置上的冷热程度。因此我就说，这是个特殊的温度计，通过测量冷热——同时能测量人的阴阳规律，从中能找到人的大命运。

5、世界万物是在阴阳力的作用下慢慢生长出来的，生命的产生、发展、变化都要依靠大地的阴力和天的阳力来作用。没有这种力作用，物质是不能变的，你撒一万粒种子也生不出粮食来，也不可能有一只蛋孵出小鸡来，更不要说产生人类。

6、现代医学用温度计计量的只是人体表现出来的温度，可不知道这个温度是从那里来的？为什么会高？为什么会低？显然这种温度计量只是一种符号性的被动反映，无力传达更多的生命信息。
温度对于自然万物的生命有着根本的作用，包括人类的生老病死。但现实情况是，除了农民关注天气的冷热，其他人呢，只有发烧了，才会注意到这个温度，但是这个温度的升降过程是怎样的？它所喻示的人体内在变化是什么？可惜，没有多少人去深入思考。

7、在日常生活当中，如果我们每天早晨都能关注一下自己体温的话，画一个曲线图，一段时间就会找到规律，找到变化之所在。如果一个人的体温有了明显变化，就说明他身体的阴阳失调了。为什么？因为冷热力在体内作用的结果就是人体温度，体温变化只是结果，人体温度正常是因为体内的阴阳即冷热力平衡，冷热力不平衡了，体温就高了。

所以万物生长不是靠太阳，是靠阴阳，靠冷热。

人体的温度有个标准，温度高了，温度底了，阴阳都要失调，这就是病，调整好阴阳平衡，温度就正常了，病就好了，有时候道理非常简单。

8、重要的是什么？是每一种生命都有适合自己生长的温度。每一种生物都有它特定的温度。高级生物与低级生物需的温度不一样。低级生命的温度适宜低级生物的生长，如果这个温度升高了，低级的生物就会死。比如猿是低级的，人是高级的，低级的猿要变成高级的人，首先就要改变自己的体温，体温不改变就没法达到高级的人。反过来说，当低级生命还没进化到高级生命，但是它的体温已经升到高级生命的体温时，这个低级的生命就要死亡，就再也没机会进化了。

所以，进化的基础是改变温度。而改变温度还是由阴阳力来决定的。

9、唯有阴阳平衡才能体温正常。人体里面之所以有正常的温度，是因为有阴阳力在起作用，阴阳相互克制产生的结果。这个阴阳力既是生长力，同时也是约束力，它将万物的生长、发展、变化限定在一定的范围内。

因此，可以得出这样一个结论：阴阳之道是地球万物生长、变化、发展乃至死亡的大道。

对
话
董
草
原
现
场

时间：2009 年 5 月 5 日

地点：广东化州董草原中医诊所

参加人员：

主持人田原

策划人、摄影师

中医执业医师董草原，莫芙娟

茂名日报记者等

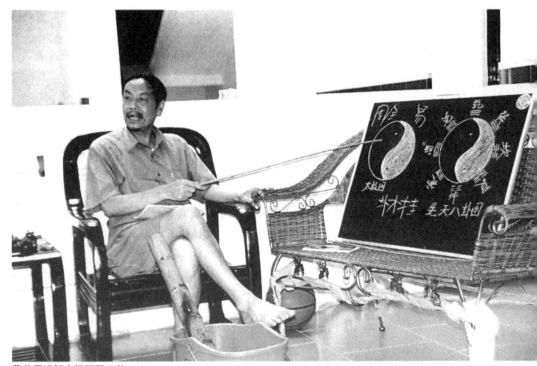

董草原讲解太极阴阳八卦

对话董草原

之一
心脏为什么不生癌？

对话开始，董草原一句话就把我们给"钉"在那里：你先说说，心脏为什么不生癌？

是啊！心脏为什么不生癌、或极少生癌呢？这可是一个问题中的"问题"。

董草原说，他的整个致癌和治癌理论的形成，最初就是从发现这个"核心支点"而开始的。

我们问：这个核心支点是什么？

他回答说：就是从研究"心"的问题开始。因为我发现：人身体各部位都可能生癌，就是心脏不生癌、或极少生癌。

这是一个人类至今习焉不察、也是一个极为关键的问题。

董草原说：就是从对这个问题的研究开始，形成了我整个系统研究癌症的理论支点。可以说，我攻克癌症是从心开始的。

他接着阐述道：中医认为，有症必有病，有病必有因；把病因消除了，病好了，症也必然消失。因此我就想到，要攻克治癌难关，首先要找到癌症的产生原因。为此我大量翻阅古今中外有关癌症研究和医治的资料，都无法从中找到我认为是正确的癌症产生原因。但是我从资料中发现一个问题：人体任何一个脏腑和部位，都有生癌的记载，就是没有心脏癌的记载。那么，心脏为什么不生癌呢？

这个问题引起我极大的兴趣。

我们知道：生命在于血液循环，生命是否健康，就在于血液能否正常循环。人体所有的血都是在心脏的作用下流动循环的，所有的血都要经过心脏，但是所有的血都不能在心脏里停留。人生存必需的水分、营养和热量都是靠血液供给的；血停留在哪里，哪里的营养、水分和热量就必然充足。血不能停留在心脏，因此，心脏也不可能有多余的营养、水分和热量。其他脏腑和肌肉里血的流速慢，略梗阻，血就会大量滞留，因此都有营养、水分、热量超标的可能。

这样一对比我们就知道了：心脏不生癌的原因，就是无超标的营养、水分和热量。由此，可以得出确切的结论：其他部位之所以生癌，就是因为营养、水分、热量超标。

因为癌也是一种生命。是生命就必须要有营养、水分和热量才能生存。营养、水分、热量越充足，生命生长就越快。癌生长的速度比人生长的速度快十倍，几十倍。这就说明癌生存所必需的营养、水分和热量，要比人多十倍，几十倍。心脏之所以不生癌，就是因为心脏的营养、水分、热量，达不到癌产生和生存的要求，因此不生癌。

1

田原：也就是说，当机体的营养、水分、热量达到癌的要求，于是也就有了生癌的机会。

董草原：对的。一切生命，不管高级低级，都是以物质为基础，以阴阳力——冷热力为动力。冷热力越大，物质和生命发展变化的范围越大，速度越快。《黄帝内经》早就作了定论：阴阳者，天地之道也，万物之纲纪，变化之父母，生杀之本始……阴阳力，就是冷热力，它象纲纪一样牵引和限制着物质的变化和生命的发展变化。人体内的正常细胞，之所以会质变成癌细胞，就是人体内部整体或局部的阴阳生命力亢进增大的结果。

田原：由此看来，中医学这一阴阳原理，正好与心脏不生癌的原理相符合。

董草原：其实更应该说，中医学早已有了癌症产生原因的理论依据。

我研究心脏不生癌的原因，不但由此找到了癌症的真正产生原因，还找到了心脑血管病的产生原因；也是营养、水分、热量失衡，导致脏腑机能运作失常，因失常而产生心脑血管的不良表现。癌症就是因为营养、水分、热量严重超标，导致机能运作失常的病。

田原：因为机能运作失常，为癌产生和生存创造了条件？

董草原：是这样的。由病因产生内机能运作失常得病，由病产生症。现代科学检测认识的高血压、心肌梗死、癌细胞和病毒都是症，不是病，更不是致病因素。现代医学以高血压、心肌梗死、癌细胞、病毒为临床治疗目标，是扬汤止沸，是错误治疗。

因为他们没有弄懂"阴阳"这个根本问题。

田原：等一下再讲阴阳的问题。先说一说，癌症产生的基础是什么呢？

董草原：就是极好的体质，极强的生命力，极好的物质生活。

为什么这样说呢？因为这个人的生命力强，他身体就强壮；正因为他强，在生活中吸收的营养成分就多，就造成里面的生命力亢进，亢进后就引起内部阴阳失调。首先是脏腑的阴阳失调，失衡，失和，五脏六腑"三失"以后，就没法统管这个血，血液就妄行，妄行的血就把体内大量的营养水分集中在体内的某一部分，使某一部分的阴阳力生命力进一步亢进，亢进的阴阳生命力使正常的细胞变成癌细胞。这就是癌症产生的真正原因。

田原：由此说来，癌症的病根不在癌。

董草原：对，不在癌，而在五脏六腑的机能作用。也就是说，治癌症就是治疗和调理五脏六腑的作用；调好五脏六腑的作用以后，把妄行的血收回正常，癌就失去了生长的生命力，自己就死亡了。

2

田原：你治疗癌症要多长时间？

董草原：我治疗癌症最快的是两个月。但是现在不容易了，生活越好癌症医治的难度就越大。

田原：有一句话，"至虚之所必是致病之处"，当血热妄行的时候，这多余的

心脏为什么不生癌？

水分、热量，会在你虚的时候、到你所虚的地方致病。

董草原：不是这个道理。虚之处就是营养不足之处，而癌症往往是在营养丰富的地方。

田原：从弱到强的体质变化需要很长时间，所谓强也应该有一个界线，没有越过这条线就不会变成癌，越过这条线才会极变。在临床上有这条明显的界线吗？

董草原：基本有。比如你生命力强，没有越过这条线就不会极变，但是当你不注意，比如你今天本来感冒，你的身体机能本来就不正常，这时有人请你吃饭，吃了人参汤，人参进去后首先影响这个肾，下面排泄不正常，大量的水分营养在里面，就会引起整个五脏机能不正常，血液就会妄行。你本来功能就很强，这个血液一妄行马上就超过界限。超过这个界限一夜之间就可能变癌。

田原：有些农村人，家里很穷，吃不到什么高营养物质，但是也得癌症？

董草原：有的，但很少，尤其是恶性的很少。为什么呢？原来他们的生活是很穷的，内机能已经适应了吃素，近些年突然生活好了，大量的营养物质进去，就改变了体质功能，改变以后就致病。还有呢，是因为其他的病，如感冒等，去看医生，医生一看你很虚了，开点补养的药吃；感冒本身就引发内机能失调，这个补药会引起内机能进一步失调，吃进去的大部分营养没法分解吸收，多余的营养水分排不出来，就集中在某一点，导致正常细胞质变成癌细胞。

田原：关于致癌的原因，现在有多种说法，比如污染、辐射、精神致癌等等。那么根据你的理论，致癌的根本原因究竟是什么？

董草原：核心问题在于"三失"，也就是内机能失调、失衡、失和。

田原：什么原因引起内机能的"三失"？

董草原：第一个是物质因素，主要就是饮食引起的物质原因。还有一个就是精神环境原因。再有一个就是伤的因素。伤是什么呢？比如手术，比如突然遭遇打击等，原来的细胞组织被破坏，有伤痕，癌细胞的产生就有了基地。再比如你平时打伤了内脏，五脏六腑某一个部位有伤，伤了、坏死的细胞在里面，没有及时解决，不能恢复原来的机能，这就有个空洞；没有损伤的细胞组织是很紧密的，癌细胞没那么容易入侵，癌细胞产生首先就是在血液里面，来到这个空洞的地方，就在这儿住下去了，住下去了就发展变化成肿块，癌细胞就形成了自己的生命，就会长出自己的血管，形成自己的一套循环机能，癌的生命机能就产生了，而且发展很快，越来越快、越来越大。B超检查、CT检查、尤其是穿刺检查形成的内伤，临床上很常见，——这个病人本来没事，按照医院的规矩，用B超检查了，再用CT检查，好像能更准确点，一步步检查下来，——第一次检查确实没事，过一段时间再做一轮检查，结果呢？发现有癌变了。

田原：有这种可能吗？请举例说明。

董草原：广州一位政协副主席，他在那里打球，打完球就想到很长时间没有检查身体了，今天就到医院去看看吧。B超检查一看，医生说你这个问题大了，肝质粗糙。于是就住院了。连续三天检查B超、CT、核磁共振，查完了说没事，用点药就行了。用药以后就开始腹水，腹水的第一天用B超检查，有肝硬化的表现，第二天再做CT检查，发现一点一点的有好几个肿块，再过一天用核磁共振检查，原来一公分的已经三公分了，而且原来是几个，现在已经满肝区都是了。

就是因为这种具有伤害性的检查，它损伤了这个肝。伤害性的检查，是为了医生找到科学的依据，却要病人付出被伤害的代价。这是科学惹的祸。

3

田原：你治癌的根本大法是什么？

董草原：找到了癌症产生的原因，才能进一步找到治疗的办法。同一种癌症生在不同的人身上，在不同的时间，要用不同的药物和方法来治疗。因为癌症病人的病因不在癌，在五脏六腑的功能作用。癌是一种生命，它的生存发展就需要具备条件，正常人的生命条件跟癌细胞的生命条件是一样的，癌症就是从人体进化出来的高一级生命。

田原：癌症是高一级的生命？

董草原：是的。因为它发展变化的速度快，比正常的细胞要快许多倍。癌症生存的第一个条件，是亢进的阴阳生命力，第二个条件，就是高营养的营养物质，第三是充足的水分。要把癌生命灭掉，就要消灭癌细胞生长的条件，把这个条件去掉，癌细胞也就自生自灭了。手术能把癌肿块

切掉，但它的生存条件还在；就像春天的草，今天割了，明天还会生出来的，因为根还在，这个根不仅是它物质的根，也包括春天的环境，也就是所具备的适合草生长的条件。

所以我的治癌大法，即，从不单纯去消灭癌，而是把它的生存条件去掉，它随之就死了。

田原：问题是，怎样才能消除癌症生存的条件呢？

董草原：这就是临床的根本问题。

癌症就是由"三失"引起的，"三失"同时也是引起其他病的原因。所以治癌症用化疗、用手术是极端错误的，因为癌症的病不在癌细胞，癌症病人的死因是"三失"，所以，癌症的根本问题不在癌，而在"三失"。治癌是为了救人，如果癌死了人也死了，那就失去了意义。

田原：别人治癌是针对癌症，你治癌是从根本治"三失"。这里边也有个问题：有些病人做了西医的放化疗手术，活下来了，而且活的时间还挺长的，这样的情况你怎么解释？

董草原：我在北京见过一个10年的两公分肝癌手术病人，我问他怎么过来的，他说没化疗，回家以后请中医慢慢调的。可以确认：如果病人手术以后没用中医，没有生活上的悉心调理，肯定死于癌症。所以我认为：它不是手术的功劳，是后来生活调理的功劳。手术后再化疗，你知道错在哪里吗？如果他没有动手术，放治癌的药进去，他的癌细胞还在，副作用就没那么大；当手术把它去掉了，再用治癌的药物，就把他整体毁坏了，毁了他一条命。

明明手术把癌肿块拿出来了，还继续

治癌,这是对症治疗吗?

田原:西医认为癌细胞还在血液里面流淌着呢?肿瘤切除以后,还有很多癌细胞在血液里面,所以继续做放化疗。

董草原:他是有他的科学依据,但是他手术放化疗后治好的癌症病人没几个。这是我多年眼见的事实。

我告诉你,中医能治癌是肯定的,但不是每个中医大夫都能治癌。

4

田原:请说明一下你治癌的主要方法?

董草原:很简单。癌症的治疗,就是要用药物、食物,把产生"三失"的条件去掉,按照这个道理慢慢用食物调理,就好了。

田原:具体说来?

董草原:具体说来?比如第一个,我先是提出了"治癌先治热"的观点,就是把亢进的阴阳力压下去。

田原:第二个呢?

董草原:治癌不能攻。比如西医的手术、放、化疗,比如中医药的活血化瘀、以毒攻毒等等。本来就"三失"了,你还用活血化瘀去攻它,这个妄行的血就大量的向肿瘤这个部位涌进,越医这个肿块越大。

田原:中医有个瘀的说法,肿块难道不是瘀吗?不需要攻吗?

董草原:不是瘀。癌是一个新的生命,是个完整的组织结构。比如肝癌,以毒攻毒的药没有到达肝里面,首先到达的是胃,胃一吸收了,整体的血液都是毒,本来机能就"三失"了,你再加上毒素的妨害,

只能加速他的衰竭,导致死亡。

田原:你说癌肿块是一个新的生命体,是从形式上看出来,还是从功能上看出来的?

董草原:现代科学已经从整体认识到:癌肿块就是一个生命,这种生命的生长能力是人体生命力的很多倍,这说明什么?这就说明它是高一级的生命,这个生命就是从人体里面进化出来的。

田原:手术拿出来的癌肿块是什么样的?

董草原:它里面的结构是这样的:外边是细胞组织包膜,上面有最大的血管,下边是癌组织的核心,里面全都是血。像人一样,它有一个很完整的体系。

所以对癌不能攻,攻不进去的。也不能补,补了肯定是死。

田原:补了,就加速正常细胞的极变,就加速他的死亡?

董草原:是的。我观察过很多癌症病人,如果现在肿块就手指头那么大,今天吃两个鸡蛋,过两天就有鸡蛋那么大了。如果穿刺检查,那就更糟了,为什么呢?因为每一个肿块周围都有一层薄薄的保护膜,这个薄膜就是抗癌的防线,一旦把那个薄膜刺破,防线就崩溃了,癌细胞就马上向外扩散:今天穿刺,再打一针蛋白进去,原来两公分的在三天以内就能长到十公分。

这个我见多了。

田原:就是说,不能给癌症病人补营养,可癌症人是很虚弱的呀?

董草原:绝对不能补营养。癌细胞分泌大量毒液,毒液进入血液里面,血液循环到五脏六腑里面,这个癌毒就控制五脏

六腑使它们没办法吸收营养，血里的营养水分就会被癌细胞吸收。所以，越补人就越衰竭，这个肿瘤就越大，癌细胞分泌的毒就越多，对整体机能的控制就越重，越加速死亡。

田原：对付癌症不能攻，也不能补。

董草原：宜解、宜泻。

田原：怎么解、泻呢？

董草原：多余的水分营养在五脏六腑里面妨碍机体的工作，引起内机能失调，所以需要用解、泻的办法，清热、解毒、祛湿，就是用药物把里面多余的营养水分排出来，解掉了多余的营养水分，这个肿瘤慢慢就失去了生存的条件。

田原：如果这个病人非常虚弱，用泻的办法会不会更危险？

董草原：虚弱不是因为营养不足，是因为里面的癌毒、多余的水分、营养、热量妨碍里面的机能运转，所以一泻出来就好了。一百个能泻出来的九十九个都能被救生，泻不出来证明内机能失调已经很严重了；通过解掉里面妨碍机能工作的水分和多余的东西，来提升他的功能。

当然，我这个泻不是强拉硬泻的泻，是解泻，如果用强拉硬泻的办法很快就没命了。

田原：就是围绕着内机能，让它运转起来，该吸收的吸收，该泻的泻，这样病人就好了？

董草原：当然还不够。最重要的是我提出的"一剂药治整体"的治癌思想。

5

田原：什么药能达到"一剂药治整体"的治疗效果？有这种药吗？

董草原：我发明的"消癌根"系列药物。

田原：这是一种什么药？能讲一讲吗？

董草原：这个，不好讲。

田原：好，不好讲现在就不讲。那么，它的治则是什么？怎样治整体？

董草原：因为癌症的主要原因是五脏六腑的机能失调、失衡、失和，你要解决五脏六腑的"三失"，就要使每一脏腑都能得到药物，为什么很多药达不到这个部位呢？因为没有药引。就是说光有药，而没有给这个药引路的，它就不能到达；中药就要有药引，我要让我的药到哪个部位，它就能引导你到达哪个部位。高明的中医师就要具备这个水平。

田原：你用什么做药引？

董草原：比如，用消癌根主药的同时，肺癌的就用我的7号药，把它固定在肺，肝癌的用8号药，把它固定在肝。脑瘤用4号药就能固定，鼻咽癌用6号药就能固定。一剂治整体，首先把其他没有癌的机能解救出来，因为机能要平衡，就要把整体机能都调动起来，肝火盛了泻肝火，肾功能衰竭的养阴，肺很虚的就要扶起肺的功能。这样就能实现一剂药医整体。

田原：不同的部位需要不同的药引？

董草原：肝需要的物质肯定跟肺不同，你要把这个药引到肝里面，就要用肝喜欢的这种物质，把它带到肝里面。就像我跟你不认识，他认识你，他知道你住在什么地方，他带我去找你。就是这么简单的道理。

田原：或者说告诉你整个使用的药物，

心脏为什么不生癌？

但是没有告诉你这个药引，你还是医不好病。看来，奥妙是在这个地方。

董草原：是在这个地方。所以，我把"消癌根"讲出来你也不会使用，用错了很危险，所以讲出来也是没有用的。

当你把病人的整体机能调到将近平衡，他这时生命力的衰竭度是很高的，所以还要采取"三分治、七分养"的办法。在这里我要特别提醒大家：癌症人不要只知道治，一定要知道养，光治不养是绝对不行的，癌症就是三分靠治，七分靠养，这是我几十年临床总结、和自己得癌后切身体会出来的重要经验，所以必须要学会养，养自己，自己养，但怎么养？这是个大问题。只要你按照我说的原理吃饭、生活、养护，即使肿瘤还在，你也不会死，完全可以带瘤正常地活下去。

6

田原：接下来，我们说一说癌症病人的死亡原因，具体说来有哪几种？

董草原：具体说来有三种。

第一种是癌毒致死。

当癌细胞大量发展的时候，癌细胞本身就会分泌出一种毒液，这个毒液多了，就把整个生命机能都毒害了；癌毒多，特别是坏死的癌细胞变成毒，这种毒遇到正常的细胞马上就能腐蚀；坏死的癌细胞碰到的肌肉都是黑色的，这就是癌毒。癌毒侵蚀正常细胞的时候是很痛的，癌痛之所以很剧烈，就是这个原因。

田原：癌痛、癌出血也是现代医学没办法解决的两大难题。

董草原：一个癌痛，一个癌出血，现代医学没办法解决，只能依靠化学药物进行局部和短暂缓解。

田原：癌出血是什么原因所致？

董草原：癌细胞大量发展，融在血液里，随着血液循环到毛细血管里，就堵在那里面，过不去了；堵住了就开始坏死，把周边的血管都破坏了，破坏了就大量出血；大量出血的时候用止血药是止不了的，由于癌细胞在这里面，血管是愈合不了的，没办法愈合就大量出血。世界上没有任何药能止住这个出血，但我这个药就能止，我的1号药粉，喝下去马上就止血，因为这个药能散掉癌毒。

田原：也能够止住癌痛？

董草原：很快，几分钟就能止住。2001年广西有个肝癌患者到我诊所，痛得要命，瘫在那里起不来。我给了他五克1号药粉喝下去，喝下去不到15分钟，就起来了，别人问他怎么样？他说不痛了。

这个癌痛就是癌毒破坏正常细胞引起的痛，所以癌毒致死的病人是痛死的。癌症病人是痛死的，不是癌毒致死的。

田原：大部分癌症病人不怕死，而是更恐惧于癌痛。

董草原：肿瘤压迫血管，不能流通则痛。有生命的癌细胞也有新陈代谢，坏死的癌细胞进入血液中，妨碍血液循环、过不了毛细血管，时间长了，导致毛细血管破裂，因而剧痛。癌细胞从破裂的毛细血管里出来，着床，生根发芽，又形成肿瘤，就是西医说的扩散。

癌肿块生命力极强，癌体不断产生新

的血管，吸收营养、水、然后渗透进正常的血管中，从正常血管里吸收营养并破坏正常血管，导致大量出血。

这个时候，打止血针没用，越打越出血：血管没办法收缩、封闭这个破口；只能用药物把堵住毛细血管的癌细胞杀掉；杀掉癌细胞后，出血口自然就闭合了。

田原：癌痛到极处，能把人活活痛死吗？

董草原：能的，有很多病人就是活活痛死的。

田原：第二种致死原因是什么？

董草原：第二种是并发症。

并发症是很容易发生的。因为癌症病人得病前，一个饮食不规律，二又治疗不对症，就很容易引起并发症。比如肝癌，化疗和放疗以后，就会引起肝硬化、肝炎、胆囊炎、胃消化不良等很多病症；如果肝癌症人，护肝了，打肝氨、蛋白等，马上引起周围内功能失调，引起多种并发症，腹水，吐血等。并发症一起来，肿瘤不令你死，这个并发症就够你死的，百病丛生，没办法就死了。

第三种致死原因是衰竭。

现在很多医生认为衰竭的原因是营养水分不足，所以就打白蛋白，补生理盐水，这个认识加速了病人的死亡。衰竭的原因一个是体质失调、失衡、失和的状况太重了，他的生命力很弱了；因为"三失"影响了五脏六腑的功能作用，防碍了功能作用就导致了衰竭，而且衰竭得很快；大多是这个时候，很多医生或病人自己就认为营养不足，就竭力地补营养；但是他们不知道：虚不受补啊，因为机能失调它没办法吸收

这个营养水分，再补多了就堵在那里，进一步破坏了他的功能，所以就加速衰竭和死亡。

这三点是导致癌症人死亡的病理原因，还有一种属于心理上的、或者说是社会原因。很多人一得了癌症，就像听到了死刑判决、马上要执行一般的绝望，心理上承受不了正常生活猝然中断——生活流突然终止——的巨大打击，而陷入巨大恐慌之中。也是现在人们普遍从西医看待癌症的视角来看，都知道癌症就是绝症，社会提供不出"战胜癌症"的心理支持，一般患者也缺乏这个承受力，因此往往是连续多少天睡不着，也吃不下，意志崩溃，精神紊乱，导致生理功能紊乱，导致内机能衰竭，气血衰竭，这时任何医疗方法和药物也救不了了。可以说，很多病人不是癌致死，而是被吓死的。这种精神致死的例子很多。

因此我主张，一定要用爱心使癌症人树立起生命信念，首先在心理上不要怕它，马上改换生存环境和不良生活习惯，饮食起居规律化，更不要做手术和放化疗，用中医药慢慢调养，这样虽不能治愈，至少也不会很快死亡的。

田原：生活习惯等方面比较好理解，你说的这个改变环境，是什么意思？

董草原：环境不是空泛的。地域不同，气候不同，像肺癌等最怕寒冷，你东北的病人就赶快转到南方温暖的地方去，温度差异甚至起决定作用；还有家庭环境，家里的气氛不好，总生闷气，这个病人还好得了吗？还有生活习惯的差异，生活习惯往往带有家族遗传性，必须要马上改变。须知，癌症是非常复杂的，一个细节即可

心脏为什么不生癌？

导致死亡。

7

田原：恶性肿瘤跟良性肿瘤的区别是什么？

董草原：现代医学认为：恶性的肿瘤就是癌，良性的肿瘤就是一般的肿瘤。但是他不知道其中有一个很严格的分界线：恶性肿瘤，也就是癌，它是有生命的性质，也有系统功能在里面；良性肿瘤还没形成生命，没有阴阳力、血管等生命基础。良性肿瘤大部分是人体里面的废物、营养、水分堆积在这个地方；比如生活的营养水分多了，毛孔闭了，大小便排不出来，血里面就有很多的废物，随着血液循环到毛细血管时就堵在这里，形成一个良性的肿瘤。

这个肿瘤中医叫痰核，是没有生命的，用B超、CT等检查，就会看到有很明显的区别。癌里面是有生命的，里面有大量的血流信号，肿块的外部能看到血管，这就是癌生存的根。用B超就能很明确地分别出来是不是癌，如果没有血管及血流信号，就是良性的。如果经过治疗的癌症病人检查不出血管及血流信号，这就是好的症状。

田原：良性的可以向恶性转化？

董草原：它可以转化，也可以不转化。

田原：肝癌是怎么转化的？

董草原：肝癌不是转化的。我说的这个良性的绝大部分不是在脏腑里，在脏腑里一百个有九十五个是恶性的。如果在机体里面，是良性的，那就是脓肿或液性包块。

临床上的区别很明显。如果是恶性肿瘤，不管是在什么部位，肯定有放射性的痛、痹，肝癌第一个放射性痛就是胃痛，第二个放射性痛就是下边痛，在右后叶的就背痛，在主肝区的，是里边痛。肺癌一个是肺痛，肿瘤生在肺血管边的，那边的胳膊、腿就痛。如果生在肺门中央的，咳嗽不止，没痰，肺门痛。

田原：早期没有这种症状吧？

董草原：有的，有一点点就开始痛了。

田原：早期那种痛是怎么痛法？

董草原：放射性痛。肺癌一般都有些闷，但他的痛在胃部。在里面痛就已经恶化了，肯定要癌细胞大量坏死的时候才到病灶里边痛。生癌的地方痛就证明癌细胞大量坏死溢出，侵蚀了正常的细胞。不然的话是放射性痛。

田原：那么可以说：有痛则是癌，无痛则是良性的？

董草原：简单说就是这样。

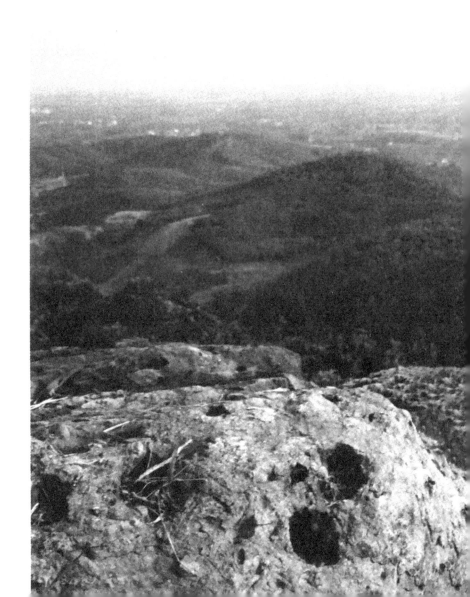

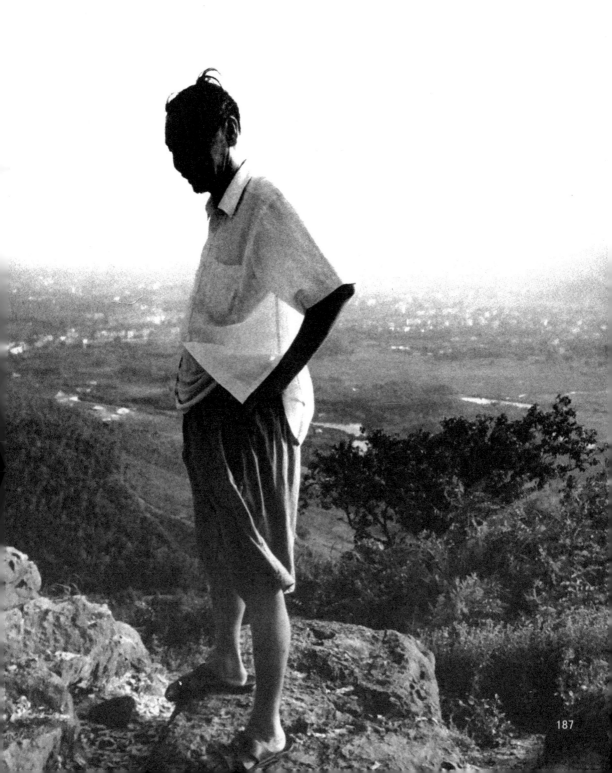

董草原在尖岗岭上寻找草药

对话董草原

之二
癌症生长靠阴阳

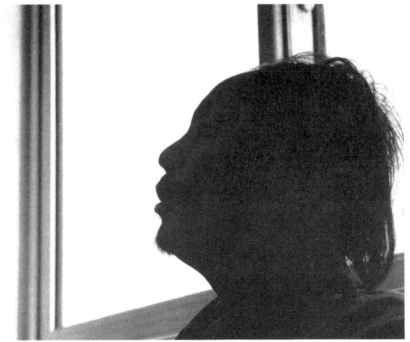

1

田原：你上次说，现代医学没有弄懂"阴阳"这个根本问题？难道非得弄懂这个"阴阳"才能治癌吗？

董草原：现代科学知道何谓生命，但不知道生命力是什么，其实就是两个字：阴，阳。《黄帝内经》说，生之本，在于阴阳。阴阳是化育生命的本源。有阴阳才有生命，无阴阳则无生命。也就是说，所有生命的产生，发展，变化都来自于阴阳力，癌症也是一样；"阴阳力"的亢进，才是致癌的最基本条件。

田原：阴盛、阳亢这些词在中医大夫那里经常听到，但什么是阴阳力亢进？一个阴阳力亢进了的人是怎样的状态？

董草原：在人的生命体当中，癌细胞、正常细胞都是物质，物质要变化就要有力的作用，什么力？就是阳力、阴力和相互作用力，简称阴阳力。

田原：阴阳力的亢进——是致癌的最基本条件？这可是一个挑战性的说法！

董草原：不是说法，是事实。我已经从大量的临床实践中验证了这一事实。因为在临床中我发现，癌细胞的生长能力很强，它生长发展的速度要比正常细胞快十倍到一百倍，它为什么生长得那么快呢？是因为得到的阴阳生命力大，阴阳力大，这个物质的生长变化发展的范围和速度就大。癌细胞发展得那么快，说明它得到的

阴阳生命力是很强的，比正常生命力多十到一百倍，才能让癌细胞生长的速度快十倍到一百倍。

田原：癌细胞的生命力为什么这么强？

董草原：是呀。癌细胞为什么能得到比正常细胞多十倍到一百倍的生命力呢？这就是我们研究的核心问题了。所以我提出来：癌细胞产生的原因，是人体整体或局部阴阳生命力亢进的结果。

亢进的阴阳生命力消失了，癌细胞就会因为失去亢进力的作用而变成正常的细胞。所以一百个癌症病人，至少九十个是由阴阳生命力亢进引起的。因为癌症的产生首先要有基础，这和生命的产生要有基础，生命的进化要有基础是一个道理。这个道理，后面再细细地说给你。

田原：你刚才说过，物质、环境因素可以致癌？它们与阴阳力亢进有关系吗？

董草原：有的。这个要好好谈一下。

我前面说过，体内整体或局部的阴阳力亢进是癌症产生和发展的主要原因。万物生长靠的是什么？阴阳力。阴阳力大，生长发展就快，力小就慢。

我治了30多年的癌症，对各种癌症的高发区和高发家庭都进行过调查和临床医治，发现有三种癌症产生的主要因素：物质因素，外环境因素，伤的因素。除了最后一种外，前面两个因素都能导致阴阳力的亢进，使好的细胞异化成了癌细胞。

田原：详细说来？

董草原：任何生命想要生存、发展，必须要有完备的条件。生癌，证明这个人的身体里面把癌的生存条件准备齐了。

癌和人是两种不同等级、不同性质的生命体。

适合癌生存的环境，肯定不会适合人的存活，所以癌的生命越是壮大，人的生存条件就越是恶化；这样呢，最后致癌症人于死地的，并不是癌细胞，而是这种生命的生存条件。

治癌，就是要把"癌"的生存条件解决掉，它没的长了，就要逆转成正常的细胞，人自然能继续活下去。

人类生存在大自然之中，依赖大自然给予的阳光、空气、水……这些是生命产生、成长、繁衍必备的条件，缺了哪一样都不可能有生命。没了水能活吗？没了空气能活吗？

田原：因此，也要这样去看待癌，在人的体内它也要有完备的条件才能生长出来，才能变化、发展。

董草原：条件一齐全了，谁也挡不住它，就算是用手术割掉了那个肿瘤，也割不断它生命的根系。但是，只要是把其中的一个条件撤除，就等于撤掉了它的一条腿，它就活不成了，也不用动刀子。

有些癌症病人化疗、放疗都做了，被折磨得很惨，也没能保住性命，因为他体内的癌症生存条件没有被清除。癌肿瘤就像是树上长出的有毒的果子，西医的治疗方法就是把果子摘光，实在不行把树叶也拔了，但是这片土壤出了问题，这个区域的雨水、空气出了问题，这些条件决定了要长这样的毒果，你今年拔了它，明年它照样要生长出来。

田原：美国人提出一种"饿死疗法"，他们已经开始重视肿瘤周围的血管。

董草原：在检查肿瘤是否恶性的时候，有一项就是查它的供血信号，恶性的肿瘤被一些个血流速度很快的血管包围着，它们是身体的"匪军"，是肿瘤的营养运输队。当大部分血养被"抢劫"以后，就是通过这些血管快速地输送给肿瘤，去养活它。这个时候去检查，恶性肿瘤周围的供血信号就很强。

外国人针对这些癌血管研究了一种药，拦截这些"运输队"，让这些血管萎缩，癌没东西吃了呢，就会饿死，所以叫"饿死疗法"。但是呢，他们没有考虑到肿瘤是有生命的，癌生命在生长、变化、发展的过程中，一方面大量地吸收、消耗本来供应人体正常需求的营养和水分，另一方面分泌毒素妨害机体运作，进一步优化癌的生存条件，使人的生存条件更加恶化。如果把治疗癌症的重点放在对癌细胞进行治疗，而不是放在改变体质和癌的生存条件上面，就算把已经形成的癌肿块消除了，但只要癌的生存条件还在，癌生命必然"春风吹又生"。

所以，我治疗癌症主要针对两个方面：一，清除癌细胞发展的环境，没有了这个环境，癌细胞就没办法生存了；二，截断癌细胞发展的途径。做到这两点，就算不动手术，那个肿块也会自己消失。

癌症生长靠阴阳

2

田原：癌细胞所需要的阴阳力，比正常生命所需的阴阳力都要强吗？

董草原：癌细胞本来也是身体里面一个很正常的细胞，但是因为阴阳力加强了，物质变化的速度加快，越过了正常的范围和规律，这个正常的细胞越发展越旺盛，超出原来的范围和规律，癌细胞这种反常的生命体就产生了。

阳力是生命的主力，阳力一亢进，必然是带着阴力一起亢进的；就好比夫妻两个人本来很和睦，丈夫脾气很好也很顾家，妻子又贤惠温柔，但是后来丈夫发了财，开始觉得自己很了不起，在外面花天酒地，脾气也变差了，表面上看起来这个男人变得更强壮了，但是导致了什么结果呢？本来很温柔的妻子情绪肯定要受影响，暴躁了，多疑了，这也是一种亢进啊。这样，夫妻两个就都不在原来的轨道上，这个家庭就要出现问题。

所以癌症患者，不是生命力衰弱，而往往是生命力过旺。

田原：有些人突然检查出了肿瘤，还是晚期，所有人都很意外，觉得不可能：这个人平时能吃能喝，能走能睡，连感冒都很少生，怎么突然就得了癌症？

董草原：这就是阴阳力的作用。是在他体内这个小环境里面出现的，因此定要从这个环境里面找原因。

田原：体内的阴阳力为什么会亢进呢？

董草原：很简单，因为他没有把吃的学问弄明白！有句老话叫"病从口入"，这句话不单单指细菌、病毒，一个人平时怎么吃东西，吃什么东西，吃得多还是少，吃得对与不对……直接预告了他将来会得哪些病。

中医不仅看病分阴阳，平时吃的每一种食物都有它的阴阳属性。生火的物质食用过多，内热必盛；生寒的物质食用过多，必然阴力过盛。热力过盛的时候就像发动机很热了，水箱里却没有水去冷却，这台发动机肯定要烧坏。内寒过盛就好比发动机冷却过度，死火儿了。开车的人都应该明白这个道理。

汽车里面有两样很重要的东西——发动机和水箱。你看油和水放在那里是无所谓阴阳的，没有冷，没有热，但是发动机一启动，油生热，就产生了阳力；水呢，相对热的油来说，就是阴力，它要去平衡那个热。而这两样东西就相当于人体里面的阳力和阴力。

田原：这么去看中医治病就很简单，太热，就用生寒的药物，给它点儿"水"，滋长阴力，降降火；太寒，就用生火的药物加热，提升阳力，去除寒凉。

董草原：就是说只要把阴阳关系弄明白了，有病也不用吃药，通过饮食和作息就把身体的阴阳给平衡了。

癌细胞本身是一种物质，当它们聚积成为癌肿块，就需要很多营养物质去养肥它，癌生存所需的营养物质比正常细胞所需的多得多，并且还要是高营养物质。

田原：所以，防癌的第一步，先把你应该吃什么，吃多少，该不该吃的问题搞清楚。

董草原：是的。如果身体里的热力过盛，但是这个人的身体机能很正常，就是在正常的情况下，他的内机能自然就会把多余的热排泄出去，调整体内的阴阳，就不会引起阳热亢进。热在体内积得久了，热生热，又泄不出去，积在哪儿，哪儿就阳力亢进。积在肝里，肝热亢进就产生肝癌。积在肺里，肺热亢进就产生肺癌。积于肠胃，肠胃就亢进，就易得肠癌、胃癌……所以不少癌症患者都是吃了高热、高营养食品或药物、补品后发病。

归根到底，阴阳力亢进的主要原因就是废物和营养的积滞。

3

田原：在现代人的认识里，导致癌症的原因是很多的。环境污染，化工产品，食物，辐射等等。防不胜防。

董草原：其实根本不用费那么多力气去找，包括化验它的哪个因子致癌，找到也没用，因为导致癌症的不是这种东西的本来属性，而在于这些物质进入身体以后，你身体里的阴阳力和内机能对它造成什么样的"化学反应"。

就算是吃了所谓的致癌物质，进入人体以后，在阴阳力和自身机能的"加工"下，这种物质就转变了，成了非致癌物质，对人根本没有任何影响；相反，就算是经过证明不致癌的物质，进入人体这个"化学工厂"之后，在阴阳力和机能作用下也能变成致癌物质。

田原：就是说，没有什么绝对的致癌因素。

董草原：是这样。可以说任何一个人都具备得癌症的物质条件，因为人的构造

都是一样的呀；关键是阴阳力亢进，不对这些物质进行"加工"，就永远得不了癌症。就好像大地上具备了一切生命产生和发展的物质条件，但如果没有阴阳力的作用，花儿也不可能开，树也不可能长，更不要说能出现人和其他动物了，地球上永远都不可能有生命。

简单说，使生命力亢进的因素就是致癌的因素。总的来说还是那三个方面：物质因素，外环境因素，外伤因素。

田原：请详细说一说，物质因素包括什么？

董草原：物质因素主要包括我们的饮食。

正如致癌的物质并不是人人吃了都会致癌，抗癌的物质也不是人人吃了都能抗癌，这取决于你的体质是什么样的？你身体里那个"化工厂"属于哪种类型？比如水龟，有肝炎或肝硬化等内机能问题的人吃了，就能激变成肝癌或其他癌症；但是对有些肺癌患者来说，吃了水龟反而有很明显的抗癌效果。

当然不要乱吃，要在医师的指导下去吃。还是那句话，不管是抗癌还是致癌，最终取决于你的体质，你的内在机能，你的精神本体，也就是大脑、神明。

田原：再说外环境因素？

董草原：简单说，外在的山、水、风、物、声、色都是环境因素，包括住宅等，都含有致病因素。

田原：再说说第三种致癌的因素？

董草原：就是伤的因素。

我在临床中调查发现：很大一部分癌症病人，都有过跌打损伤、或者气伤、血

癌症生长靠阴阳

伤、劳伤、神伤和炎症损伤的经历。中医将伤归纳成很简单的两种：内伤和外伤——外部或内部的组织受伤都叫外伤；因为气血积滞、劳累过度、精神疲劳过度、食物或药物过度等引起的内机能损伤是内伤。

一个东北的患者跟我说，一年前滑雪的时候摔了一跤，大腿外侧有些疼，家里人都不太在意，以为就是伤了筋骨，慢慢就好了。但是呢，过了一年，疼痛不但没有好，还越来越重了。到医院看说是囊肿，就把里面的肿物用手术取出来了，没想到做病理的时候，发现这个肿块是恶性的，骨癌。

其实这个囊肿呢，在他摔倒以前可能就存在了，而且是良性的，长在大腿外边，又不疼不痒，一般人也不太注意。为什么摔了一跤就摔成恶性了呢？就是因为伤。凡是伤，都要损害、破坏人体的正常组织。

生命体是一个组织紧密的整体。就算身体里产生了癌细胞，只要身体组织不给这些癌细胞生存发展的空间，它们也没有机会形成块儿。

体内的损伤和组织的衰弱过度，是癌肿块生成和发展的最终决定因素。有伤或有衰弱过度的机体组织，就有癌块出现的可能。

田原：看来体质是决定癌症病人生死的主要因素。

董草原：内外伤也必须警惕。所以治疗癌症绝对不能再损伤人的机体功能。防癌应先治伤。伤口被癌细胞占领之后，就不叫伤了，再去用治伤的方法就是错误的。

癌肿块周围的正常组织是在前线抗癌的战士，放疗和化疗在杀伤癌细胞的同时，把这些在前线的我军战士都给杀光了，对本来已经受伤的机体组织造成了进一步破坏，使体内的抗癌阵线全面崩溃，癌细胞就肆无忌惮地冲出"包围圈"，想怎么发展就怎么发展。

根据我的临床经验，手术后的放疗和化疗，能使大部分患者的癌细胞全身扩散，那个时候，就是有最好的抗癌药，也没办法通过内机能产生抗癌作用。仙丹也救不过来了。

4

田原：有人说得什么病是基因所决定的？

董草原：这是不符合自然规律的。自然生命是在不断变化的。为什么说每个人和每个人都不同，每个人得的病也不同呢？我也不否定基因的说法，我不管他，但是物质在不断的变化，如果他说不变就是错误的。

田原：辩证法认为，外因是物质变化的条件之一。

董草原：这个教科书里的辩证法太简单、太教条了。我认为：外因是内因变化的决定因素，内因是变化结果的决定因素。

鸡蛋能生鸡子，石头就生不出鸡子。鸡蛋里面的物质是内因，石头的物质跟鸡蛋的物质不同，所以变化出不同的结果。

生命与疾病也是一样。外因是内因变化的决定因素，没有外因的作用，内因不会变，但最终变成什么样就由内因来做决定。

所以内因是疾病的主要因素。你会生什么病，同在一个外界的条件下，不同的内因就产生不同的变化，产生不同的病变，内因是变化结果的决定因素。

概括地说：外因是诱因，内因是绝对因。

田原：你这里所指的内因包括什么？

董草原：第一是精神体。精神体统领整个内机能的作用，而且五脏六腑平时的工作都是精神体安排和指挥的，这个一错什么都错。好象中央政府的决策错了，整个国家都错。

第二是阴阳生命力。如果这个人是寒性体质的，一点凉风就感冒了，如果这个人里面很热的，吃点辣椒火就起来了。

第三是五脏六腑。脏腑的机能作用平衡、强壮，什么东西进来都活不下去。

第四是停留在体内的营养水分。这是产生恶病的一个很重要的原因。

田原：停留在体内的营养水分很重要。人们都忽视了这一点。

董草原：非常重要。千万不要忘记，人体内70%都是水分，监管好这个水分的状态非常重要！如果停留在体内的营养水分多了，你这个人是寒性体质的，血液循环不起来，风寒一来，你就有反应了。怎么反应？营养水分大量地停留在血液里面，吹点风，表面的毛细血管收缩，脑血管收缩了就中风。但是内部的营养水分不够也不行。人体对水分的要求有一个绝对的标准，少了不行，多了更不行；水分过量，就引起内机能失调，引发疾病。比如低温感冒，最怕盐水和葡萄糖，会引起并发症……不要说美国，香港医院治感冒都不轻易吊水，我们内地却还在大量地吊水，一天打几瓶十几瓶水，问题太大了，这是什么医学？

田原：就是说营养水分是致生的因素，也是致病致死的因素。

董草原：对了。我们中医治病，是站在精神体和生命力的角度来认识生命结构的。而现代医学用化学物理的办法去检查认识疾病，十个病最多有两个能诊断清楚，等到物质病变了才知道是病。但等到产生物质病变这个时候，已经晚了。

董草原治癌方法之一
关于癌症问题的逆向思维

　　我一直想这个问题：你现代医学，用理化的方法去分析和研究癌症成因，在这条路上已经找了一百多年了，直到现今也没有找到一个对症的疗效和方法。不但不能把病人救生、救好，还把他治死、治瘫、治得万分难受。我就想到：这条路不通了，为什么不另外找一条路呢？以可见的物质对物质，生命哪能这么简单？那么，这个立场恐怕一开始就错了。你站在这个错误的立场上去认识、去治疗癌症，结果肯定也是错的，只能是事与愿违，将错就错。

　　既然明知是不对的事，那就应该反省，反思，逆向思维，找另外一条出路，应该调过头来回到古中医那里去寻找。但是从哪里入手呢？我自然就想到了《黄帝内经》，发现那篇"阴阳大论"的一段文字里面有玄机：阴阳者，天地之道也，万物之纲纪，变化之父母，生杀之本始……恍兮惚兮，我觉得其中好像隐含着人类至今未明的道理，于是就日日夜夜、诵经一样反反复复地念叨这几十个字，梦里都想着这个"阴阳"的问题……

　　有一天，我还记得那是个阴雨天，岭南这个阴雨天气很多，多少天见不到阳光，混混沌沌的阴冷天气让人很难受。这一天午后，太阳突然出来了，混沌的天地被阳光瞬间廓清，我感到，太阳通过温度作用于人体，人体通过温度衔接着生命。此时，我内心豁然开悟，灼然有见。

　　悟出了什么呢？

　　悟出了阴阳力。这个阴阳力不是说同时存在着阴阳两种力，不是这样的，是先有阳，后有阴，没有阳，也就没有阴，阴阳相合，才能产生作用力。而这个阳力是第一位的，阳力就是事物变化的一个主要的动力。这个力一大，物体发生变化的速度就快，范围就大。所以呢，我转而想到：人体内部的正常细胞为什么会质变成癌细胞呢？很可能主要是因为里面的阳力，阳力亢进，阴阳力就会失衡，用现在的话说就是温度超标了，就产生了新的生命——也就是癌细胞。

阳力也就是热力，所以当时我初步得出结论：癌细胞肯定是热引起的。

人体就是一个自然的化工厂，里面的动力就是冷和热的两个力的作用，化工厂的基础是燃料，这燃料就是体内的营养和水分。春天的温度应该是 10℃，但要升到了 30℃，温度变了物质就要跟着变，温度达到 1300℃，熔解出来的是铁，而再加热到 1500℃ 熔解出来的就是钢。体内的物质是因温度而变化的，热了就要亢进，有亢进力才生癌变。

我初步断定：生癌的主要因素就是热量高，水分高，营养高，三高。最主要的一条就是热。没有热的作用这个细胞就不会变。

——究竟何为阴阳？后人的诸种解释反倒将其晦涩化、神秘化了。其实，阴阳并不玄秘，针对人体来说，完全可以把阴阳理解成冷热；阴阳关系，从人体的角度上来说，就是冷热关系。

人体内多余的营养和水分所导致的热量亢进，就是致癌的第一元凶。

董草原治癌方法之二
癌症不能攻、不能补，宜解，宜泻

攻补是雪上加霜。通常意义上，病人需要营养补充，更何况是癌症患者，被癌细胞"欺侮"得很痛苦、很虚弱，再不给生命以营养和热量，岂不是太不"人道"？但是人们不知道：癌症是总体或局部阴阳力亢进所引起的，必然有多余的营养和水分，所以必须要清理内环境，安全地解出多余的营养和水分。

如果身体里面有多余的水分、营养，那么也一定在五脏六腑里。它必然妨碍身体机能的工作，引起内机能失调。所以需要用解的办法，包括清热、解毒、祛湿，就是用药物把里面多余的营养、水分排解出去。只有解掉了多余的营养、水分，并且不再供给，这个肿瘤才能慢慢失去赖以生存的条件。

这个解呢，不是倾洪而下，不是强拉硬泻的泻，是解泻。如果用强拉硬泻的办法，病人很快就没命了。这个泄是解掉里面的水分和那些妨碍机能工作的多余物质。解掉以后，才能逐渐恢复和提高他的机体功能，最终依靠机体内部的平衡运作，把多余的东西排出去。

董草原治癌方法之三
癌症需要三分治，七分养

这也是一句中国人耳熟能详的老话。但是，在现代疾病治疗学当中，没有几个医生和医院真正能够重视这个问题，真正认识到这一问题在疾病、尤其是癌症治疗中所具有的至关重要的作用。

董草原针对这一问题，提出了"药物治、食物治、环境治"的"三治"原则。

重点要解决的是"精神体"的问题。癌症病人的精神因素极其重要。病人的紧张、焦虑、惊恐，以及心理压迫，都是癌症治疗的潜在难题。人人都需要关怀，病人更需要关怀，我们平常得个感冒，都非常希求关怀。而来自亲人的悉心关怀和体贴，对于癌症病人的重要性更是可想而知了。但是，现代医学、医院，却恰恰忽略、疏远了这种关怀。建立在人道主义基础上、强调人本关怀的现代医学，竟然在这一点上违背了常理。他们只看物质体，而主宰和驱动人体这个"物质体"的"精神体"，却被视而不见，这与现代人所倡导的人本关怀理念完全背道而驰。因此其结果也只能走向反面，事与愿违。

董草原治癌方法之四
一剂治整体

这一思想在董草原的治癌理论里具有纲领性地位，由此牵引出"内机能"的观念，随之解决了导致癌症病人死亡的决定性因素——"内机能"衰竭的老大难问题。

"一剂治整体"的目的是什么？主要就是调理和扶正"内机能"。

那么，究竟什么是"内机能"？怎样用药才能够调理和扶正内机能呢？

简单地讲，人体内部的各种化合作用形成了内机能，没有内机能的配合，什么药物也不会发生作用。

董草原认为：真正致癌的原因是内机能失调，而不是其他致癌物质。也可以说，通常所认为的致癌物质并不能致癌，抗癌物质也不能抗癌；如果不解决内机能问题，二者还可以在体内互相转化，抗癌药物在内机能作用下，往往可以变成致癌物质。

由此，调理和扶正内机能作用，就不是一味药或几味药能奏效的。

也可以说，任何西药都不具有"一剂治整体"的功能。只有中医药才具备。董草原治癌的看家本领就在于：他开出的一剂药能够治整体，治癌的同时能够将其他并发病症同时调理治疗，使病人的整体机能逐步恢复正常。他认为：离开这一原则，彻底根治癌症是不可能的。

"这个一剂治整体的思想，能够更好地发挥中医药的传统优势。这个优势非常大，是西医药远远比不了的。一剂药下去，使你必须考虑整体问题，也就是说，要解决五脏六腑的'失常、失衡、失调'问题，就要使每一脏腑都能得到所需的药物。

因为中草药本身就有生命属性。

中草药都是自然生长出来的另一种生命，有生命的药物跟没生命的药物完全是两回事，因为人是一个生命体，它也需要有生命的物质去平衡它；缺少了生命的属性，人体是没法吸收的，对不上号，五脏六腑就不会认它，不吸收就要排出体外。在排的这个过程中，又损害了肝肾和血液，它就不是救人了，而是对人体的一种损害。比如现在的化学药物，就是没生命性质的药物，在复杂的提炼、化合过程中，已经把物质的生命性滤除掉了。另外，化学药物本身就没有安全性，它在杀死细菌和病毒的时候，把正常的细胞都杀死了，这样就影响和妨碍了机能的作用，就会产生现在他们讲的医源性疾病和药源性疾病，把这个病治好了，又把另一个病给引出来了。而且，抗生素在杀死细菌、病毒的同时不能修复被细菌、病毒损害的组织，更不能去掉细菌、病毒生存的条件。

这样一来，也就没法说治疗对症的问题了。

他那个对症只是头痛医头、脚痛医脚，中医的对证是最科学的，对什么证？简单说人类只有三种病，一种是阴阳病，一种是五行病，一种是精神病；中药呢，是有寒药、有热药的，这个药进哪个脏腑，那个药走哪条经络……中药都分得很清楚，这就是对证选择药物。西医根本没有这个说法，不管你什么病，都是抗生素、激素，别的办法没有了；而人是不一样的，病也是不一样的，一个人跟一个人就不能用同样的药物；在这一点上，西医药完全违背了科学精神！"

"化学、物理科学存在通用的可重复性，但生命科学没有普遍通用的可重复性。每一种病都要影响到整体，所以治每一种病，在用药的时候都要考虑到整体的调整，才有明显的效果。比如肾有病，会影响到肝、肺、血及整个机能作用，所以治病就要整体治理，就需要用复杂的中药进行配伍。"

"人体的内机能是很复杂的，五脏六腑的相生相克这个过程极其复杂微妙，用什么来治疗？西医都是单方药，病毒对病毒、细菌对细菌；但中草药，比如桂圆，经过分解，会发现它有很多成分，并不是单一的蛋白质、矿物质。比如这副药里面，可能有十几味药，每味药都很复杂，它们经过煎煮，相互之间就发生了复杂而微妙的变化，进到人体里面，相当于参与到了另一个生命体的阴阳、五行中，那又是另外一个境界。所以，最终治好你的病的，不是桂圆，也不是其中哪一味药的单独作用，而是它们共同努力的整体作用。"

董草原治癌方法之五
关于"风、水"的问题

董草原发现：很多临床治愈的癌症病人出院后，复发，死亡，大多是感冒引起复发，然后引起并发症。因此，对于癌症病人，风的问题、如何防止受风的问题格外要紧。

"风者，百病之始也。"虽然致人发病的原因很多，但风是产生疾病的主要因素，这个风是指自然界的风。

"为什么出现了这么多的现代病？除了压力与其他因素，我认为多数都与'风'有关。现代人大多不太注意风这种自然因素，不知道这个无时无刻都在我们身边的'风'会给人体带来多大损害。"

"风者，天地之使也。"它是天地间的一个信使，自然界发生什么变化，这个风都能让我们感知，会提前告诉我们。天气变化很复杂，其实你只要把握了风的规律，就会得到天地的秘密。同样，把握了人体内的风相变化，也就找到了疾病的起源，如果不认识风与人体疾病的关系和作用，那就是半吊子中医。

百病生于风寒暑湿燥火，风为首位。不仅仅是感受风寒而起的疾病，所有疾病都与风有关，都与天地的变化相关。那么这个风又是怎样进入人体内，导致疾病的呢？不管任何一个住所，你进去后看看这家的窗户，如果这个窗户是一直打开的，感觉到有风吹进来，很凉快，这一家人中就会不断有病人出现。四合院里面的照壁，就是进大门时首先看到的那面墙，挡的就是穿堂邪风。空气要流通，但不能对流。如果是对流的风，窗户必须要关，在室内如果能感觉到风，这个窗户就千万不要开。人在夜里睡觉，身体处在全面"放松警惕"的状态，最容易着凉，长期着凉引起的病最多。遗憾的是有人根本不注意这个环节。特别是从外面热热的回来，马上打开窗一吹，一阵风就成了半身不遂，一阵风就要了一条命。

比如中风，一是血液成分的问题；二是血管与血流动的问题。但是，如果不遇上突然性的风寒袭来，就不会出现脑栓塞，如不遇上突然性的风热，也不会出现脑溢血。每一种病都是这样，有了成熟的内因素之后，如果没有外因素的配合，就不会发病。

风致病通过两条途径：一是直接的，突然降低体表温度，体内适应不及，引发表循环失调，使皮表闭塞，这个表症多为急症，比如感冒等病就是这样的。二是通过感官过度刺激神经系统，打乱大脑正常工作，通过大脑指挥机关引起内功能失调、失控，这是慢症，但这个多为内症。因为风寒风热不很明显，人只有轻微的感觉，或完全不知不觉，但是风对内部已经产生了干扰，致使流通每日微减，废物外排渐阻渐少，内积日多，最后生成恶病。

在董草原的院规当中，强制性规定病人：不许洗澡，不许冲凉，甚至不许洗头。这是因为癌症病人的身体已经十分虚弱，突然遇水着凉，引起毛细血管关闭，阻碍血液循环，体内的热量不能得以疏泄，同样会加剧病情。

董草原治癌方法之六
针对癌症病人的"家庭病房"模式

我这个地方是青山翠岭，山、水、风、物、声、色俱佳，病人从外边进来一下子就觉得眼睛清净，心里敞亮，神情一下子就会放松和安静下来；良好的心情对于癌症病人尤其重要。大医院的病房不管有多高级，人在里边就像被囚禁一样，加上它那套放化疗器械、要么动刀动器械的治疗方法，病人的心情怎么能够不紧张？而长期的精神紧张把什么药物的作用都抵消了。两种环境对比的效果，谁都能体会出来。

西医的癌症治疗讲人道吗？他们根本就没什么人道，他们只是把病人当成一个活性物质来对待，给癌症病人补葡萄糖水，癌症病人最怕糖，冰凉的糖水进到血管之后会是什么效果？他们不管；给病人补白蛋白，这种高营养的东西进去，病体根本就不吸收，吸收的只是生命力极强的癌组织，癌细胞有了高营养，会更快速地生长、扩散，最后导致死亡。这些他们根本不知道。或者明知道却又没有更好的替代治疗方法。还以为病人虚弱，需要补，其实等于是快速杀人致死。还有放射性疗法或检查，每用一次原子辐射对付人体，每做一次核磁共振，杀死多少健康细胞啊？还有病房里只有病人与病人，互相传染恶性情绪，缺少关怀，没有亲情；对于癌症病人来说，亲情比什么都重要，再好的护士也代替不了亲人的呵护与关爱……而这些基本的道理，都没人懂，没人管！这是人道吗？这是哪国的人道？

我这里是怎样讲人道的？

比如，病人必须按照我这里的规定，由爱人来陪护，最低也要由至近亲属来照顾；因为每家人有每家的生活习惯，病人的需要，病人的体性和心情，只有亲人才了解，这样能保证病人感到有爱心在温暖着他，抚慰和鼓励着他，他才能有信心、有勇气与疾病做斗争，才能更好地配合治疗。还是那句话：再有爱心的护士也替代不了爱人的力量，所以我这里陪护的、百分之九十都是夫妻，而且也不加收床费。还有，每个病房里都有厨具，病人可以根据病情需要单独开火，不是去吃大医院那里的统一饭菜。哪个病人吃什么、怎么吃都是经过严格控制的，让他爱人亲自做好，这一点我严格要求，毫不含糊；院规上就有这条：不遵医嘱，乱吃食品、补药、或高营养食物者，后果自负。多年临床告诉我，癌症初期治疗必须素食，素食吃什么？怎样搭配？我都要分别给开方的。药食同源，人们忘记了：最好的药物就是食物。在于你懂不懂，会不会调配。中草药是什么？不懂得就是一棵草，懂得它就是一个宝。——当然，这不是我说的，老祖宗早就告诉我们了，可怜的是现在人活着只为了满足自己的口腹欲望，连老祖宗的话都不信了。

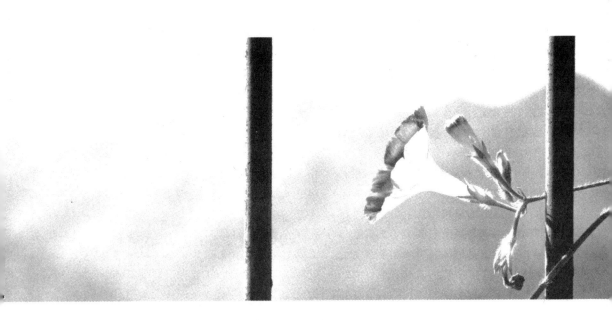

努力探索医学灵魂的人
——我所认识的民间中医董草原先生

2004 年 7 月 26 日《科技日报》

在董草原诊所治疗的三个多月里,我的感受很多很深,但归根到底是一句话:到了董草原诊所,才知道癌症不是绝症,而是大多可以治愈的恶性疾病。

到目前为止,医界人士多是在人体内外物质因素致癌的思路主导下寻找和研究癌症成因的。其中,寻找和研究体内物质因素致癌,主要就是寻找和研究致癌的各种潜伏因素、癌前因素(如炎症)和遗传因素等等;寻找和研究体外物质因素致癌,则是寻找和研究与呼吸、饮食、药物有关的各种致癌物质。

与这种思路不同,董草原先生开辟的癌症成因新思路,是人体阴阳机能变异致癌的思路。这种思路的立足点是:癌症是直接植根于正常生命体中的变异生命体;癌生命和正常生命都是生命体中生理活力的表现;生命体具有的这种生理活力,就是由生命体内部的生理阴阳力构成的阴阳生命力——阴阳生理机能。人体阴阳机能变异致癌,就是人体生理阴阳力因亢进变异而致癌。这是人体产生肿瘤特别是癌症的根本内因。

人体内外的各种致癌物质,都必须在正常阴阳机能亢进的条件下,才能促使其变异致癌。因此,抓住了阴阳机能变异致癌,就是抓住了复杂的癌症成因的网目之纲、衣衫之领,就能纲举目张、领提衣顺。因此,这是一条最直接、最简便、最有效的思路。与此相反,寻找人体内外致癌物质的思路,虽然对预防癌症会起到积极作用,但却是一条抓目丢纲、穿衣提襟、顾此失彼、挂一漏万的思路,永远找不到治疗癌症的康庄大道。

董草原开辟了阴阳机能变异致癌的癌症成因新思路。他认为,癌症的发生是人体阴阳机能亢进特别是阳力亢进的结果,所以治癌先要治热。

他认为，癌症的阴阳机能远远强于正常机体的阴阳机能，所以治癌不能攻不能补，攻则正常机能先垮，癌症更易复发或转移，补则癌邪速长而正气衰。他认为，阴阳亢进，癌毒热盛，渗透全身，损害正常机体，使正常机能衰退失调失衡，所以治癌宜解宜泻，而且必须一剂同时治整体，在消除癌症生存条件的同时恢复人体的正常机能。

他认为，人体阴阳机能变异，不仅与药物、食物中的致癌物质有关，而且与外界阴阳力的作用，特别是风水环境、生活工作环境和人际社会环境等对人的大脑精神的不良刺激分不开，所以治癌必须药物治、食物治、环境精神治三管齐下。以上这些崭新的系统的治癌思路和方法，不是春天拔草、永难拔尽的拔草式除癌法，而是制造癌症的冬天、创造人命的春天的癌症根治法。

由于是从阴阳机能入手治疗癌症，董草原的癌症根治标准就不仅是消除癌细胞本身，而是把业已被癌症破坏了的极其脆弱的人体阴阳机能逐步恢复过来，使之达到能够自动协调平衡的正常状态，从而使正常的阴阳机能成为彻底清除癌细胞和癌毒素，使之不能复发转移，并使各种致癌物质因素和环境因素再也无法攻破的抗癌万里长城。因此，根治癌症是一个治癌养命的系统工程。

大家知道，西医文化的核心理论是物素组合论、骨肉机体结构论和机体分解还原论，即人体生命是由物质要素按各部系统组合而成的、具有一定机体结构的、可分解还原的实体生命——机体生命；而初始的、本原的物素，就是原子、元素。因此，西医学是对人体深入细致、严谨周密地进行分解还原、微观分析的机体生理学、机体病理学和机体治疗学。这种唯物论的机体医学，为整个人类医学提供了根基深厚的医学躯体。离开了这种唯物的医学躯体的基础，医学就有可能走上神秘玄思、无稽幻想、巫医巫术的歧途。

与西医文化不同，中医文化的核心理论是阴阳统分论、阴阳机能结构论和阴阳互动转化论，即人体生命是由阴阳统一体分化发展而成的、具有一定阴阳机能结构（如脏腑五行结构、经络结构等）的、各阴阳机能相生相克互动转化的有机生命——阴阳生命；而初始的、本原的阴阳统一体，就是阴阳机能潜存其中而混沌未开的元气。因此，中医学是对人体能动辩证地进行阴阳统一整体性、阴阳分化发展性、阴阳互动转化性和阴阳主导调控性研究的阴阳生理学、阴阳病理学和阴阳治疗学。这种辩证法的阴阳医学，为整个人类医学提供了核心主导、居高调控的医学神经或医学灵魂。离开了这种辩证的医学灵魂的主导，医学就会把人体视同机器，就会只知物质不知能量、信息，只知有物不知有力、有动、有事，只知实在不知虚在，只知实体不知虚体，只知成分不知关系，只知各部系统不知相互联系，只知孤立的各部功能不知各部之间互动的阴阳机能，只知机体结构和功能分工不知阴阳机能结构和综合机能，只知机体世界不知精神世界等等，总之，就是只知"形而下"之"器"，不知"形而上"之"道"，从而陷入形而上学的机械性、割裂性、头痛医头脚痛医脚的片面性、局部性的泥坑；董草原就是既重视医学的躯体基础，又抓住了医学灵魂的人。他指出："生命学首先要具备整体观念全方位认识，阴阳生命学正好具备了这一条。阴阳生命学把物质学吸收过来，就是一门超世的完整生命科学。"

（北京市社会科学院研究员 上官一彪）

之二

在巫医和神医之间

2004 年 11 月 24 日《新快报》

田炳信：你什么时候开始研究中医治癌？

董草原：1966 年，开始研究是按照现代科学思维，从物质这个观点出发来探索致癌的物质和治疗方法，结果没用，没有进展。

田炳信：那你先是从什么地方入手的呢？

董草原：我先从研究《易经》入手，但是还没懂，研究两年多之后，知道了阴阳是什么，五行是什么。

田炳信：你怎么看待阴阳？

董草原：中国人其实最讲究科学依据。中国的每一个字、每一个词、每一句话都有根有据，有原始出处。阴阳也不例外。有可靠的科学依据。《易经》有个太极图，太，也指原始。太极图就是象形文字时代，由多个物质，由多个物形组织起来，去表达多种意思的文章。图中一黑一白组成一个圆形整体，当时把黑白两部分称作二仪，二仪者阴阳也，黑者是阴，白者是阳，阴阳从此产生。

《黄帝内经》中说：阴阳者，天地之道也，万物之纲纪，变化之父母，生杀之本始，神明之府也。

生命体是变化生成的物质体，但是物质不等于生命。生命是物质在阴阳生命力作用下生成的，所以生命是由阴阳生命力和物质两者构成的。正常的生命，一要阴阳二力平衡，二要整体阴阳生命力不高不低，三要各机体所需的物质不多不少，适合需要量。这三个条件都达到了，外邪不能入，内毒也能及时排解。治病就要达到这三个要求才能说是根治。

田炳信：按你的意思，癌变是阳盛阴衰的结果？

董草原：是。因为阴阳生命力亢进，也就是阳热亢进，正常细胞才质变成癌。所患癌便证明此人已存在亢进的阳热，所亢进的阳热严重妨碍各机体的正常工作。癌症患者已存在亢进阳力，如果用补品更生热，成为火中加油，阳力更亢，使癌细胞发展更快。

所以我提出癌症不能攻，也不能补，易解，即先治热，从根本上降低亢进阳力，用药上则必须一剂治整体。这是从无数死亡中得出来的血的教训。

除药物治疗之外，还要用环境医治，改变其工作和生活环境，疏导精神，消除抑郁。治癌要彻底、快速，永不复发，必须要药物、环境、精神三管齐下。

经过几十年的研究，我到世界食道癌高发地区河南的林县，去过多次，调查过很多病人，还到肝癌高发区的江苏启东一带调查病例，我跟病人一起睡，问他、考察他怎么得的。从他的生活习惯，他住的环境，从风水学的角度，从生活的角度等多个角度来考察他们怎么得的癌症。最后总结发现：某个人体内之所以能产生癌细胞，就是因为体内的阴阳生命力亢进、极变的结果。因为癌细胞是一种不受自然控制的生命，它只受体内控制，如果体内有适合癌细胞生长的条件，它马上发展出来，你杀也杀不掉，化也化不了的。但是如果你把体内适合癌细胞生长的那些条件去除了，癌细胞自己就没了。

现在西医治癌是治标不治本，我是治本不治标。你把癌切除了，但产生癌细胞的条件还在。我是通过中药把内机能调理好，通过内机能作用把癌细胞吃掉。

田炳信：行医这么多年，是哪些特别的感受坚定了你治癌的信念？

董草原：我在 1975 年的时候得了骨癌，当时医生建议我锯掉，我不同意。锯掉一条腿不就残废了吗？我不信自己就治不了这个东西。于是我就回忆，是什么原因引起的？回忆我吃了什么？后来终于想起来了，吃了人参，太补了，我就自己调中草药，解了人参的负作用。后来，腿上的肿瘤就慢慢消掉了。到1999年的时候，有一天突然肚子很疼，连续痛了很久，我知道是肝出了问题，到市医院去看了B超，确诊是肝癌。我担心自己没得治了，很伤心，情绪很低落。我把自己的三个孩子都送去读中医了，自己还写了一首诗：生死由命亦在天，剜心割肉岂能眠，哭声父母叹声子，含恨凄凉走黄泉。悲观得很。没有谁能救我。最后我还是决定自己治，连续配药吃药，后来还转移到背部，不是一般地痛，剜心割肉地痛，鸡蛋大的肿瘤，全身几乎不能动了。很绝望。

田炳信：后来自己配药治好了？

董草原：对，后来我由此发现了"内机能"的问题，于是按照"调理内机能"的治则来慢慢调理配药，用自己做实验，目的是为了让内机能自己找到抗癌的能力，把癌细胞去掉。就这样一直调了两年多，吃了两年多的药，有时候也想到这可能就是上天赋予我治癌的使命，如果自己得癌都治不好，还凭什么去医治别人？不过这个药就这样让我琢磨出来了，并在自身体会中得以逐渐完善。

田炳信：你先后收治的癌症病人有多少例？

董草原：按我的统计，到2004年有3700多人。

田炳信：治好的有多少？

董草原：治好的很难统计。大部分来投医的，都已经没希望，抱着侥幸心理，延长一点生命就是了。都是进的大医院，医来医去没办法医了以后才来我这里。医好以后呢，当时没有想到将这些资料保存下来，只是想到我作为一个医生，把病人医好了，能治病救人就够了。其他没想那么多。

（新华社记者 田炳信）

之三

董草原论文
《科学认识进化论》
2008 年 8 月 7 日《大众科技报》

《物种起源》认为，自然生命由低级低等向高级高等无止境、无限制、无时间地直线向上进化，也不分种类。这样青蛙可以进化成吃青蛙的猫，猫进化成虎，猴变成人，人变成比猿更高一级的生命之后，还在不停地进化。

自然生命的现实是这样吗？人类有文字记录的历史三千年，没有这种进化的一点记载，人还是人，没有变成比人更高一级的其他生命。生命要进化，首先要有基础，没有基础，生命进化就是空想。生命变异进化产生比原来生命更高一级的生命，原来的生命就是进化的基础。生命进化必须要在原来生命的基础上进行。生命要进化，首先要生命不死亡。猿变异进化成人，首先要猿不死亡，才有进化的基础，才有进化的机会。猿能够不死亡吗？因此猿变人是永远不可实现的空想。

……

达尔文说：脏器变异是进化的开始。一个脏器变异必然导致整体脏器变异，使生命发展进化成更高一级。对于这一点，有一点生命知识的人都知道，生命体内各种不同的机体，对生命的功能作用必须平衡协调，生命才能生存。有一个机体变异进化成更高一级的机体，整体机能作用就要失衡失调，生命就要死亡。人体某一脏腑生癌，就是变异。有癌是进化还是死亡，现在的人都明白。达尔文把变异死亡认识为进化，又是一个错误。

《物种起源》无物种来源。如果生命真的像达尔文猜想的那样，由低级直线不断地、无止境地进化成更高一级的生命，那么最低一级的生命就是进化的基础，没有这个最低基础的存在，就没有生命的进化。但这最低一级的生命是从哪里来的？是上帝造的？是外星人送的？是天上落下来的？是地上生的？达尔文没有说明。

学会把握阴阳基
本规律，然后做
自己身体的主人。

董草原　癌症楼　标语

辨证饮食、对症饮食。
风生百病、百病始于风。
防风胜于防贼。
治癌先治热。
治阴阳、调五行、方能解除恶病。
三分治、七分养。
信心、安心、耐心、胜利之心。

　　——这些看似随意、看似简单的词句，凝聚着董草原几十年的心血和智慧，浓缩着无数的痛苦、甚至是用癌症病人的生命代价才换来的。但他又无权强制性让人们必须接受这些道理，于是只能以这种提示、警示和善意教化的方法，希望病人及其家属们都能熟记并遵守这些语句，直到变成观念，变成生命智慧，然后返回来能自觉指导自己的生活。

　　比如"辨证饮食、对症饮食"——

怎么叫辨证饮食？我们几乎从来就不知道还有这样的理念。中医有个辨证论治的原则，这个我们知道。我们从小到大都在拼命似地攫取外界知识，可就是对自己的身体知之甚少，几近于蒙昧未开；比如对自己的饮食如何辨证？你是否清楚自己是什么样的体质？什么样的体质和症状对应着什么样的食物，这才是"对症饮食"。而"对症饮食"，也就是说饮食与生命健康之间有什么样的内在关联呢？我们日常看病，只知道医生应该辨证清楚，对症下药，只把生命的处置权利寄予医生，而却不能、也不知道"对症饮食"的极端重要性，不知道生命的保障权其实就在我们每个人自己的手里，就在我们的日常生活方式当中。

　　其实，做起来也并不困难，你只要随时反问自己：今天你做到对症饮食了吗？不懂得如何辨证和对症？那你就要用点心思去了解、去体会一些身体乃至所在环境当中潜伏着的阴阳原理，学会辨识一下事物的寒热属性，遵循四时节气的转换规律，建立起自己的生活习惯……董草原治癌的三原则：药物治，食物治，环境治，三管齐下。其中食物的因素非常重要。日常生活中，我们只知道自己喜欢吃什么，不喜欢吃什么，根本不管食物的寒热属性——也就是阴阳属性。更不知道认识食物的过程也就是认识药物的过程，也就是给自己对症下药的过程。简单说，阴阳协调的植物、动物、矿物就是适宜的食物；阴阳不调的、有偏差的，就正好可以医治人体的偏差。西瓜抗热，是因为西瓜本身耐热、吸热，没有遮盖，一直生长在阳光下，暑热期间成熟，因此人在暑期吃它就能起到消暑的效果。附子耐寒，生长在甚至有冰雪的深山阴沟里，人体阳气缺损、不能耐寒之时，就要用附子。

阴阳象庚，疾病乃起。生活时时有阴阳，人体处处有阴阳，认识了阴阳，就把握住了自己生命健康的大规律。

总之一句话：要学会把握这些最基本的规律，然后做自己身体的主人。

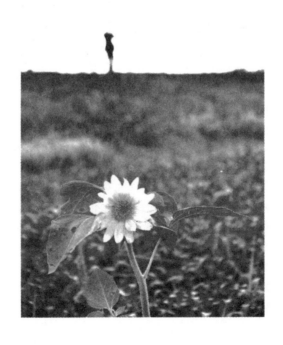

每一个人都可以当自己的医生。

浏览董氏 百草园

　　董家庄园里的所有空地，都是蓊郁葱茏的植物；这些都是中草药物，是董氏家族多年一手培育起来的。

　　"这个叫黑蛇藤，是祛风湿、补血用的，补红血球最好的药；白血球多、红血球少，吃它就能调过来。这个龙眼树，北方人叫桂圆的，是一种补药，专门补心血，利于女人保胎。这个水丝瓜炖猪肝，专治红眼病。石榴，止泻，有收敛作用。大红花根泡水喝，利小便，治疗尿道炎、膀胱炎。花生的秆和根呢，用水沤烂了，晒干、收起来，腹痛、十二指肠痛都有奇效。这个是木豆，加猪头皮煮汤喝，专治头风痛，就是曹操那个头痛。还有，这个是无花果树，鲜果子清热、养阴最好的。这个苋菜加鲫鱼煲汤，是医肝炎的良药。还有这个，空心菜，专用来解蛇毒，被蛇咬了，吃它就没事了。一般常见病、急性病，在我这个院子里就可以搞定。

　　大自然对人类多好呀，但是人们不认识；都懂得挣钱的本事，不懂得养命的本事。小学生首先要学的应该是养护身体和生命的知识，其次才是其他知识。生命养不好，其他知识都没用。

　　——其实，每一个人都可以当自己的医生啊。可是人们浑然不觉，只是寄希望于医院。其实医院治了你的病，救不了你的命。命运其实就掌握在我们每个人自己手中。只是大多数人对此都处于蒙昧当中。也没有人做这个启蒙工作。

　　最重要的是要了解自己的体质，至少要知道是寒性的、还是热性的；这样就会慢慢建立起自己的一个标准，建立起一个阴阳平衡观念，用这个观念来养护生命非常重要！"

自然万物的存在，都有其深沉的目的性……

1. 治癌奇药猫尾木

董草原说："猫尾木是治疗癌症的特效药，'消癌根'里它是主药。从前多的是，现在只我这园子里才有。一万多株吧，已经培育了五六年，最大的才长到胳膊粗。它开花呢，很神奇，是在半夜里开花。

由于它的全身都是宝，花、果、叶、树皮、树根都能入药，清热解毒有特效，所以人们就不断地采、伐，甚至剥皮、挖根；花朵、树叶都采回去煲汤或熬粥喝。——也就是几十年间的事，它们消失了。

这种树最奇特之处在于——它是'反季节'生长的。"

盛夏时节的岭南，郁郁葱葱，百木竞秀，而唯有它的叶子全部掉光，一片都不剩；好像别人的夏天就是它的冬天，处于它生命的萎缩期。进入秋天了，它的叶子开始慢慢生长出来。到了冬天的中后期，也就是现在的季节，别的树都休息了，它反倒处于最

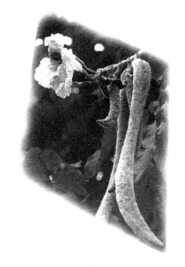

茂盛的状态，自成一方荫凉，一树独秀；扇形的叶片翠绿发亮，尽情舒展，且错落有致。枝头开放着喇叭状的花朵，十分醒目；花朵外壁是血红色，内壁却是嫩黄色的，中心有红色的花蕊环状交织。开过的花朵就结出果实，果实裂开处，可看到鲜红色的颗粒状的籽实，像石榴，也有点像人参花里含着的子实。等到春天来临，它的果实就会成熟，像棕色的猫尾巴一样，悠长地摇曳在春光里。

不仅如此，更奇特的是它的花朵白天萎缩，一到夜间就灿然开放，尤其是子夜时间开得最盛、最为艳丽，——这是一种什么样的道理使然呢？

2. 猫尾木开花

西侧的园子里，在一盏不是很明亮的夜灯照射下，那株高耸的、卓然而立的猫尾树，竟然开花了！在枝头、在子夜清寂的气氛里灿然盛开，不，简直就是怒放！孑然独立、寂然之中，充满了巫性。

——走到近前去看：看到它白天低垂的、像一个倒置梨形的花朵，现在是翘然开放，在上方斜射下来的灯光下显得分外娇艳醒目，粉红色的花心也似乎在瞬间全部敞开——

愣了片刻，我突然省悟到：它太像个女性的子宫了！

这个艳丽的"子宫"、在冬夜这个"子时"里开放意味着什么？是为了与大地所蓄的阳气媾合？是为了承接黎明前的甘露？尔后在其花蕊之间悄然完成受孕过程、直到天亮灿然不再、枯萎时已成籽实？

反者，道之动——这之间究竟蕴涵着什么样的易理和生命玄机啊？

参不透，造物之精妙。

自然万物的存在，都有其深沉的目的性……人类远远都没有参透。

问题："正常"与"反常"

也就是"正常"和"反常"与癌症以及健康之间的关系问题。——究竟什么是"正常"？什么又是"反常"？二者的伦理边界在哪里？失去了这种伦理标准或分界的生活会是什么样子？

答案："道之大，源自于天，天不变，道亦不变。"

——太阳是天，太阳运行变化的规律就是"天道"——也就是太阳给生命立下的规矩；太阳不变，生命发生、发展、运行、变化的规律就不会变；地球上的人类和所有的生命体只有遵循"天道"这一根本规律，才能够正常地生存和发展下去。

董氏中医学提纲

主题"董草原辩证揭示医易、癌症与生命之谜"。

第一章"卦义本义"，开篇关键词：卦是什么？易是什么？周易的周是什么？卦体文与现代文的区别。小节题目分别是：太极图本义，先天八卦本义，后天八卦本义，阴阳日历本义，五行本义，六十四卦本义，国宝罗经本义。

第二章"中医药与阴阳五行"。小节题目分别是：疾病的产生原因，致生因素也是致病、致死因素，辨证饮食是中医保健治病的方法。

第三章"癌症研究和治疗"。小节题目分别是：癌症研究的逆向思维，癌症产生的原因，癌症的辨证治疗，癌症病人的死因，恶性肿瘤与良性肿瘤的区别，治癌良药"消癌根"。

第四章"主要病种研究和治疗"。小节题目分别是：肝病的辨证治疗和诊断，发热病辨证医治，心脑血管病的原因和治疗，糖尿病原因和治疗。

第五章"生命研究"。小节题目分别是：地理生命学，天文生命学，地球发展史。

……

《中国中医药报》（2003 年 3 月 24 日、27 日、28 日发表董草原的系列论文，标题分别为《八卦与中医学》、《肿瘤的临床治疗》、《寒热虚实论》。眉题"董氏中医学原理之一、之二、之三"。）

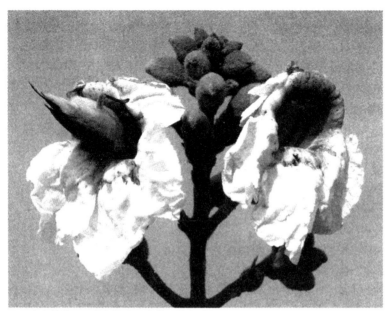

一只小鸟钻进了子宫般的猫尾木花（佚名 摄）

（本专题责任编校：沈 生）

★圆运动的古中医学

（彭子益 著；中国中医药出版社）

李可老中医：清末民初的中医学家彭子益，是"中医复兴之父"，是继医圣张仲景之后第二位中医圣人。

本书以《易经》河图中气升降圆运动之理，破解《内经》、《难经》、《神农本草经》、《伤寒杂病论》、温病学说的千古奥秘，批判地继承、发展了古中医学，理出了"生命宇宙整体观"、科学实用的中医系统科学。

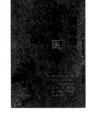

★内证观察笔记：真图本中医解剖学纲目

（无名氏 著；广西师范大学出版社）

用内景返观证实气血经络的存在

这是一本从中医视角谈解剖的书，书中既有外在观察，又有内在实证，不仅谈人体奥秘，更揭示了人的生命与宇宙交流的独特方式和通道、生命运行与大自然的神秘关联。

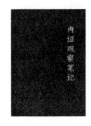

★字里藏医

（徐文兵 著；安徽教育出版社）

中医启蒙由认识汉字开始，中华文明的复兴从振兴中医开始。

一本以深入浅出的文字厘清中医最基本的词汇，恢复中医本来面目的启蒙书。几千年来，我们使用的都是同样的文字，但表达的意思可能已经不同了，很多字词已经渐渐失去了它们的原意。学习中医，需要唤醒那些沉睡的文字的原意，先从最基本的词汇入手，正义严辞。

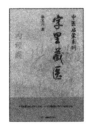

★生命终极之门：《黄帝内经》谜局大揭底

（李卫东 著；长安出版社）

从有形与无形两个角度入手，联系宇宙看生命。

作者从一个全新的角度挖掘了《黄帝内经》，提出了一整套的理论框架：人类其实是个共生体，我们与藏象生命体共同使用着一个躯体，解剖体只是藏象生命体的工具及载体。中医学是研究藏象生命体与宇宙生命素关系的"中介医学"。

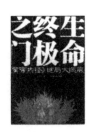

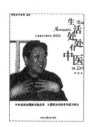

★生活处处有中医【中医点亮生命丛书】

（田原 著；中国中医药出版社；获 2008 年"建国 60 周年图书策划创作奖"）

对话中医学家樊正伦，从生活中体悟中医滋味

本书是【中医点亮生命丛书】之一，田原与名医樊正伦的访谈录。樊老出身于书香世家，姥姥是一个儒学家，北洋女子师范第一届毕业生，黄炎培的学生，还是段祺瑞的家庭教师，这使得樊老自幼在接受现代教育之外，得到中国传统文化的熏陶，对于生活、生命的中医视角领悟也更为周到。

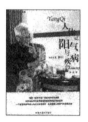

★人体阳气与疾病【中医点亮生命丛书】

（田原 著；中国中医药出版社；获中国书刊发行业协会"2008 年度全行业优秀畅销书"奖）

对话大医李可，领会扶阳理论的真谛

本书是【中医点亮生命丛书】之一，田原与大医李可的访谈录。李老是《思考中医》作者刘力红的老师，50 多年来奔走于乡土为民解危治病，曾治愈十几万例重症患者，其中有两万多例是被医院宣判死刑的绝症患者，逆转阴阳起死回生，在我国当代中医界独具特色。本书记录了李老先生大半生的从医心得，破解了人体阳气与疾病之谜。

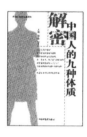

★解密中国人的九种体质

（王琦、田原 著；中国中医药出版社；获中国书刊发行业协会"2009 年度全行业优秀畅销书"奖）

读懂身体的个性色彩

不同的性格、成长背景、生活方式决定了不同的人拥有不同的体质。这是一本认知身体的启蒙读物，从"中医体质学"这个角度，帮助你重新认识身体的个性，判别自己的体质，找到专属于自己的养生、保健、祛病方法。

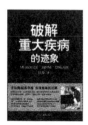

★破解重大疾病的迹象

（田原 著；中国中医药出版社）

以太阳的视角看生命

癌症，在发病几年前有明显迹象？恰恰这些迹象通常会被我们所忽略，了解并警惕这些迹象，才是保证身体健康的根本法则。董草原走遍国内各地，研究癌症高发区百姓的生活、饮食习惯及山水风物环境与健康和疾病的关系，给出治疗和预防癌症等重大疾病的方法和解决之道．见解独到，并有很大的实用价值。

★揭开皮肤"病"的真相

（田原 著；中国医药科技出版社）

不健康的皮肤＝不健康的身体

本书作者田原与明清御医之后刘辉共同探讨了皮肤病的由来，重点以湿疹、青春痘、荨麻疹、银屑病（牛皮癣）、白癜风和带状疱疹为例，深入探究各类皮肤病的发病原因、疾病的发展历程、相应的治疗原则及方法，揭开了"不健康的皮肤＝不健康的身体"的真相。

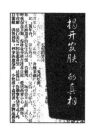

★中医非物质文化遗产临床经典丛书

（中国医药科技出版社）

越千年　集大成　扬华夏璀璨文明

承正统　聚经典　展中医智慧之光

2008年，在文化部国家非物质文化遗产保护中心、国家中医药管理局非物质文化遗产保护办公室的指导下，由中国医药科技出版社牵头、中国医史文献研究所协调，组织全国中医院校、科研机构中一批医史文献研究专家进行挑选整理，制定了中医非物质文化遗产临床经典丛书出版计划，丛书将于2011年陆续出版。

本丛书包括两个系列：中医非物质文化遗产临床经典读本（70种）、中医非物质文化遗产临床经典名著（30种）。所选精当，涵盖了大量为历代医家推崇、尊为必读的经典著作，也包括近年来越来越受关注的，对临床具有很好指导价值的近代经典之作。

本套丛书的特点如下：①准确，每种医籍均由专家遴选精善底本，加以严谨校勘，为读者提供准确的原文；②服务与临床，在书目选择上重点选取了历代对临床具有重要指导价值的作品；③紧密围绕中医非物质文化遗产这一主题，选取和挖掘了很多记载中医独特疗法的作品，尽量保持原文风貌，使读者能够读到原汁原味的中医经典医籍。

附：书目

中医非物质文化遗产临床经典读本（70种）：素问玄机原病式 / 内经知要 / 三因极一病证方论 / 十四经发挥 / 黄帝内经素问 / 灵枢经 / 难经集注 / 华氏中藏经 / 医林改错 / 外经微言 / 诊家正眼 / 四诊抉微 / 脉经 / 望诊遵经 / 脉诀阐微 / 汤液本草 / 本草新编 / 神农本草经百种录 / 本经逢原 / 伤寒来苏集 / 温热经纬 / 温病条辨 / 瘟疫论 / 感证辑要 / 医门棒喝 / 兰室秘藏 / 脾胃论 / 内外伤辨惑论 / 阴证略例 / 此事难知 / 石室秘录 / 辨证奇闻 / 儒门事亲 / 血证论 / 医门法律 / 笔花医镜 / 医醇賸义 / 辨证玉函 / 洞天奥旨 / 外科精要 / 外科正宗 / 妇人大全良方 / 经效产宝 / 女科经纶 / 傅青主女科 / 沈氏女科辑要 / 小儿药证直诀 / 格致余论 / 局方发挥 / 医学源流论 / 先醒斋医学广笔记 / 寓意草 / 读医随笔 / 针灸甲乙经 / 理瀹骈文 / 串雅内外编 / 养生四要 / 饮膳正要 / 卫生宝鉴 / 医宗必读 / 医学三字经 / 伤寒瘟疫条辨 / 时病论 / 经方实验录 / 重楼玉钥 / 神农本草经读 / 兰台轨范 / 扁鹊心书 / 松厓医径 / 杂症会心录

中医非物质文化遗产临床经典名著（30种）：诸病源候论 / 证类本草 / 千金要方 / 千金翼方 / 外台秘要 / 幼幼新书 / 世医得效方 / 医方集解 / 类经 / 神农本草经疏 / 医宗金鉴 / 张氏医通 / 类证治裁 / 冯氏锦囊秘录 / 玉机微义 / 医学真传 / 验方新编 / 医学纲目 / 杂病源流犀烛 / 医学入门 / 赤水玄珠 / 寿世保元 / 薛氏医案 / 遵生八笺 / 沈氏尊生书 / 景岳全书 / 临证指南医案 / 本草纲目 / 辨证录 / 名医类案 / 医学衷中参西录